朝日脳活ブックス

特選

思いだしトレーニング 漢字 熟語・ことわざ

JN134988

朝日新聞出版

はじめに

——漢字の思いだしトレーニングが、認知症の予防になる!——

来たる2025年には、日本における認知症の患者数が700万人を超えるそうで、65歳以上の約5人に1人の割合になるとのこと。

わが身を振り返ってみると、歳を重ねるとともに、物忘れ・ど忘れが増えたり、人の名前が出てこなかったり、簡単な計算を間違えたりと、自分自身の老化を実感することもしばしば……。なんとか認知症にならない生活はないものかと、不安に感じている方も多いのではないでしょうか。

認知症の予防に欠かせないのは、規則正しい生活、バランスのよい食事、適度な運動、そして「頭を使うこと」です。少しずつでも脳を鍛えていくことが、毎日の生活に必要なのです。

そこで、おすすめしたいのが、本書『思いだしトレーニング　漢字　熟語・ことわざ特選』です。なかなか思いだせない漢字、忘れかけた漢字を学び直して、脳のトレーニングをしましょう。漢字を覚える楽しさ、知識が増える喜びを思いだしてください。

何歳になっても脳は成長を続けることが可能です。ぜひ毎日、少しずつでいいので挑戦してみてください。そして、一度だけでなく、二度三度と取り組んでみましょう。初めはわからなかった言葉が、いつのまにかすっかり自分のものになっていることに気づくかもしれません。

本書の使い方

問題は全5章あります。よく使う漢字から、漢字検定1級レベルの難問まで、全部で973問を用意しました。解答は、すべて問題の次のページに載せています。問題を解いたら、解答をチェックして自己採点をしてみましょう。

ここで大事なのは、一度の結果で一喜一憂しないこと。しばらく日を置いて再びチャレンジしてみましょう。二度三度……と繰り返すことで、前は読めなかった漢字、書けなかった漢字がスラスラと読み書きできるようになります。

では、早速チャレンジして、今のあなたの実力をチェックしてみましょう！

朝日脳活ブックス編集部

もくじ

第2章 日本のこと／文化・芸術・歴史編

全192問

第3章 いにしえの教え／四字熟語・ことわざ・慣用句編

全168問

第4章 漢字で遊ぼう！ パズル編

全147問

第5章 読んで書いて自慢しよう！ 難問編

全240問

●表記について

本書で使用している漢字は、主に平成22年内閣告示の常用漢字表に定められている文字を使用しています。また、一部では正字（旧字体）なども使用しています。

第1章

日本の言葉／基本の漢字編

全226問

第1章では、四季・自然、食べ物、植物、動物、体、地名など、テーマ別に、さまざまな言葉を載せています。読めない言葉が出てきたら、解説をよく読んで意味を知り、あなたの知識に加えてください。さあ、日本語の美しさ、奥深さを感じながら取り組んでみましょう。

漢字実力レベル診断

何問正解できたか採点して、自分の実力をチェックしてみましょう。

180問正解：博　士レベル

150問正解：秀　才レベル

90問正解：一般人レベル

日本の四季・自然にまつわる漢字です。読みを答えてください。

① 疾風	⑤ 蜃気楼	⑨ 野分	⑬ 枯野
※ひらがな3文字			
② 堅雪	⑥ 夕凪	⑩ 待宵	⑭ 炎暑
③ 穀雨	⑦ 早乙女	⑪ 風花	⑮ 雹 ※ひらがな4文字
④ 春暁	⑧ 蝉時雨	⑫ 寒雷	⑯ 紫翠

①**はやて**
急に激しく吹く速い風。陣風。「はやち」「しっぷう」とも。

②**かたゆき**
春、解けかけた雪が夜間の冷えこみで堅く凍った状態のこと。

③**こくう**
4月20日ごろ。植えた種や苗を潤す雨が降ることから。

④**しゅんぎょう**
春の夜明け。春の季語。

⑤**しんきろう**
気温差によって光が屈折し、本来とは異なる景色が見える現象。

⑥**ゆうなぎ**
夕方の海辺で、海風から陸風に変わる際、無風の状態になること。

⑦**さおとめ**（そうとめ）
田植えを行う女性。若い女性。「早少女」とも書く。

⑧**せみしぐれ**
急に降りだす時雨のように、たくさんの蝉がいっせいに鳴くさま。

⑨**のわき**
野を吹き分けるように吹く秋の台風。「のわけ」とも。

⑩**まつよい**
翌日の満月を待つ陰暦8月14日の夜。または、その夜の月をさす。

⑪**かざはな**（かざばな）
晴天時に、雪が花びらのように、ちらちら降ってくること。

⑫**かんらい**
冬の最も寒い時期、寒冷前線の影響により発生する雷。

⑬**かれの**
草や木が枯れ果てた冬の野原。

⑭**えんしょ**
猛烈な真夏の暑さ。「炎暑の候」。

⑮**いなずま**
雲の中の放電によって発生する電光のこと。稲妻。

⑯**しすい**
紫と緑。山の木々が生き生きとし、美しい様子。紫幹翠葉《しかんすいよう》。

祭り・年中行事にまつわる漢字です。読みを答えてください。

① 初詣
② 御事始め
③ 上巳
④ 重陽
⑤ 祇園祭
⑥ 五節供
⑦ 夷講
⑧ 涅槃会
⑨ 初午
⑩ 七夕
⑪ 三社祭
⑫ 万灯籠
⑬ 夏越の祓
⑭ 盆棚
⑮ 藪入り
⑯ 竿燈

① **はつもうで**

新年に、初めて寺院や神社に参詣し祈願する行事。

② **おことはじめ**

江戸時代、陰暦12月に煤《すす》払いをして、正月の準備を始めること。

③ **じょうし**

五節句の一つで、3月3日に行われる。ひな祭り。

④ **ちょうよう**

五節句の一つで、9月9日に行われる。菊の節句。

⑤ **ぎおんまつり**

1100年の歴史を持つ、八坂《やさか》神社の祭礼。京都三大祭の一つ。

⑥ **ごせっく**

季節ごとに設けられた、特に重要な五つの式日。「五節句」とも。

⑦ **えびすこう**

商家が家業の繁盛を祈念して恵比須神《えびすがみ》をまつり、祝宴を張る行事。

⑧ **ねはんえ**

釈迦の入滅（亡くなって悟りの世界に入ること）の日に行う法要。

⑨ **はつうま**

2月最初の午の日。稲荷神社で豊作や商売繁盛、健康を祈願する。

⑩ **たなばた**

五節句の一つで、7月7日に行われる。星に願いごとをする行事。

⑪ **さんじゃまつり**

5月に行われる、浅草《あさくさ》神社の例大祭。

⑫ **まんとうろう**

境内の約3000もの灯籠がいっせいに灯される、春日《かすが》大社の行事。

⑬ **なごしのはらえ**

6月の晦日《みそか》に行われる、穢《けが》れを取り除く儀式。

⑭ **ぼんだな**

お盆の時期に、先祖を迎えるための供物を置く棚。

⑮ **やぶいり**

奉公に行った人や結婚した女性が、実家へ帰ることのできる日。

⑯ **かんとう**

秋田県秋田市で毎年8月に行われる祭り。東北三大祭りの一つ。

冠婚葬祭にまつわる漢字です。読みを答えてください。

① お宮参り	⑤ 熨斗	⑨ 御愁傷様	⑬ 披露宴
② 産土神	⑥ 初穂料	⑩ 彼岸	⑭ 弔電
③ 紙垂	⑦ 水引	⑪ 布施	⑮ 媒酌人
④ 祝儀袋	⑧ 訃報	⑫ 餞別	⑯ 叙勲

①おみやまいり
今後の成長を願い、産後初めて氏神に参詣すること。

②うぶすながみ
生まれた土地を守る神。産土神と産土神社は日本神道の根幹。

③しで
注連縄《しめなわ》などに垂らす、雷形に断った紙のこと。神様との境界線。

④しゅうぎぶくろ
祝いや心付けとして、金銭などを入れるための紙袋。

⑤のし
贈答品につける飾り物。「熨」と書くこともある。

⑥はつほりょう
神道において、儀式のとき神前にささげる供物の金品。

⑦みずひき
祝儀や不祝儀の際に用いられる、包み紙を結ぶ紙製の紐。

⑧ふほう
電報や電話で届く、誰かが亡くなった知らせのこと。

⑨ごしゅうしょうさま
身内を失った人へのお悔やみの語。気の毒に思うさま。

⑩ひがん
ご先祖や自然に感謝を捧げる日本独自の仏教行事。

⑪ふせ
施しをすること。また、僧に読経などの謝礼として渡す金品。

⑫せんべつ
転居・転任をする人などに、別れの印として金品を贈ること。

⑬ひろうえん
結婚を広く発表するため、親戚や友人らを招いて催す宴会。

⑭ちょうでん
葬儀に際し、喪主宛てにお悔やみの言葉を伝える電報のこと。

⑮ばいしゃくにん
頼まれ仲人《なこうど》ともいわれる、結婚式の立会人のこと。

⑯じょくん
公共事業などに功労のあった人へ、勲章を与えること。

漢字が示している料理の名前を答えてください。

① 天麩羅	⑤ 焼売	⑨ 御強	⑬ 乾焼蝦仁
② 餛飩 ※カタカナ4文字	⑥ 棒棒鶏	⑩ 金平牛蒡	⑭ 成吉思汗
③ 水団	⑦ 古老肉	⑪ 伊達巻	⑮ 牡丹鍋
④ 拉麺	⑧ 麻婆豆腐	⑫ 鴨南蛮	⑯ 魚翅 ※ひらがな4文字

① てんぷら
魚介や野菜を衣で包み、油で揚げて調理する日本料理。

② ワンタン
小麦粉で作った四角形の薄皮で、豚のひき肉を包んだ中国料理。

③ すいとん
日本料理の一種で、小麦粉の団子を入れた汁物のこと。

④ ラーメン
ゆでた中華麺をスープに入れた麺料理。中華そば。

⑤ シューマイ
ひき肉や野菜のみじん切りを小麦粉の皮で包み、蒸したもの。

⑥ バンバンジー
蒸し鶏を細く切ったものに、ゴマのソースをかけた料理。

⑦ スブタ
揚げた豚肉と炒めた野菜を合わせ、甘酢あんをからめた中国料理。

⑧ マーボ（ー）どうふ
肉と豆腐にネギを加え、四川《しせん》特有の香味料で味を調えた名物料理。

⑨ おこわ
赤飯。もち米に豆や栗、山菜などを入れて炊いたものにもいう。

⑩ きんぴらごぼう
ごぼうを油で炒め味をつけ、唐辛子で辛味をつけた料理。

⑪ だてまき
水産練り製品の一種。おせちなど晴れの料理に用いられる。

⑫ かもなんばん
日本の麺料理。鴨の肉とネギが入った汁をかけた季節蕎麦《そば》。

⑬ エビチリ
エビを豆板醤《トウバンジャン》や長ネギを合わせたソースで炒めた四川料理。

⑭ ジンギスカン
羊肉を焼き、お好みで各種の調味料をつけて食べる料理。

⑮ ぼたんなべ
猪肉を用いた日本の鍋料理。猪鍋とも呼ぶ。

⑯ ふかひれ
大型の鮫の鰭《ひれ》を乾燥させた中華料理の食材。中国三大珍味の一つ。

漢字が示している食べ物の名前を答えてください。

①金平糖

②早芹菜

③搾菜

④膾
※ひらがな３文字

⑤海苔

⑥昆布

⑦春雨

⑧目箒

⑨鳳梨
※カタカナ６文字

⑩甘藍
※ひらがな４文字

⑪沈菜

⑫西米
※カタカナ４文字

⑬沢庵

⑭檬果
※カタカナ４文字

⑮揑

⑯石蓴

① **コンペイトー**
ツノ状の突起がついた小球形の砂糖菓子。

② **パセリ**
セリ科の二年草で、特有の香りと味がある。料理の飾りにも使う。

③ **ザーサイ**
アブラナ科の越年草で、その根茎は中国の代表的な漬物となる。

④ **なます**
肉や魚介類を細かく切って、調味した酢で和えたもの。

⑤ **のり**
紅藻《こうそう》などを含む食用の藻類の総称。すしなどの重要な材料。

⑥ **こんぶ**
コンブ目コンブ科の海藻の名称。帯状で肉が厚い。食用にする。

⑦ **はるさめ**
ジャガイモなどから採取した、デンプンが原料の乾燥食品。

⑧ **めぼうき**
シソ科の一年草で、バジルの和名。食物繊維を豊富に含む。

⑨ **パイナップル**
熱帯アメリカ原産のパイナップル科の多年草。糖質が多い果物。

⑩ **かんらん**
ヨーロッパ原産のアブラナ科の多年草で、キャベツの和名。

⑪ **キムチ**
白菜などの野菜を、塩・唐辛子などと漬け込んだもの。朝鮮漬け。

⑫ **タピオカ**
キャッサバの根から取るデンプンで作る食品。粒状のものもある。

⑬ **たくあん**
主に日本で食べられる。大根を糠《ぬか》と塩などで漬けた漬物。

⑭ **マンゴー**
南アジア原産の果樹。黄色くて大きな甘い実をつける。

⑮ **つくね**
魚のすり身やひき肉に卵や調味料を加え、よくこねたもの。

⑯ **あおさ**
アオサ科アオサ属の緑藻の総称。「海の野菜」とよばれる。

漢字が示している花・植物の名前を答えてください。

① 風信子	⑤ 椋	⑨ 辛夷	⑬ 木槿
② 雛罌粟	⑥ 山茶花	⑩ 棗	⑭ 鳳仙花
③ 梔子	⑦ 染井吉野	⑪ 枝垂桜	⑮ 水芭蕉
④ 枸杞	⑧ 枸橘	⑫ 菫	⑯ 樅

① **ヒヤシンス**
ユリ科の多年草。耐寒性があり、春に甘い香りを漂わせて咲く。

② **ひなげし**
4～6月に咲く、ヨーロッパ原産のケシ科の一年草。「コクリコ」とも。

③ **くちなし**
アカネ科クチナシ属の常緑低木。森林の低木として自生する。

④ **くこ**
ナス科の落葉低木。葉はお茶、果実は杏仁豆《あんにんどう》腐《ふ》など、薬用や食用に。

⑤ **むく**
ニレ科の落葉高木で、東アジアに分布する。

⑥ **さざんか**
ツバキ科の常緑広葉樹。日本の固有種で性質はツバキと似ている。

⑦ **そめいよしの**
日本固有の大島桜《おおしまざくら》と江《え》戸《ど》彼岸《ひがん》の交雑種。日本産の桜。

⑧ **からたち**
ミカン科の落葉低木でとげがある。原産地は中国の長江《ちょうこう》上流域。

⑨ **こぶし**
モクレン科の落葉広葉樹の高木。早春に白い花を咲かせる。

⑩ **なつめ**
クロウメモドキ科の落葉高木。果実は菓子材料に用いられる。

⑪ **しだれざくら**
バラ科の植物の一種。江戸彼岸の系統が多く、品種もさまざま。

⑫ **すみれ**
スミレ科スミレ属の植物の総称。類似種や近縁種が多い。

⑬ **むくげ**（もくげ）
アオイ科フヨウ属の落葉樹。夏の茶花としても欠かせない花。

⑭ **ほうせんか**
ツリフネソウ科の一年草。よく観賞用に栽培される。

⑮ **みずばしょう**
サトイモ科ミズバショウ属の多年草。5～6月ごろに花を咲かせる。

⑯ **もみ**
マツ科モミ属の常緑針葉樹。北は秋田県、南は屋久島《やくしま》に分布する。

動物・魚の名前です。当てはまる漢字を選んでください。

① コアラ 子守熊　豪猪　樹懶	④ かもしか 氈鹿　麞鹿　馴鹿	⑦ うさぎ 犀　豹　兎
② さより 岩魚　細魚　旗魚	⑤ あゆ 年魚　沙魚　章魚	⑧ らば 驢馬　騾馬　斑馬
③ きじ 鸞　鵲　雉	⑥ ほととぎす 翡翠　鸚鵡　杜鵑	⑨ やまね 穿山甲　食蟻獣　冬眠鼠

①
子守熊＝コアラ
豪猪＝やまあらし
樹懶＝なまけもの

②
岩魚＝いわな
細魚＝さより
旗魚＝かじき

③
鷽＝うそ
鵲＝かささぎ
雉＝きじ

④
氈鹿＝かもしか
箆鹿＝へらじか
馴鹿＝となかい

⑤
年魚＝あゆ
沙魚＝はぜ
章魚＝たこ

⑥
翡翠＝かわせみ
鸚鵡＝おうむ
杜鵑＝ほととぎす

⑦
犀＝さい
豹＝ひょう
兎＝うさぎ

⑧
驢馬＝ろば
騾馬＝らば
斑馬＝しまうま

⑨
穿山甲＝せんざんこう
食蟻獣＝ありくい
冬眠鼠＝やまね

虫などの名前です。当てはまる漢字を選んでください。

① いなご
蟻　蝗　蜩

② おけら
蜻蜓　蜘蛛　螻蛄

③ なめくじ
蝸牛　蛞蝓　蟾蜍

④ ひる
蛇　蛭　蠍

⑤ かげろう
蜈蚣　蟷螂　蜉蝣

⑥ やもり
井守　守宮　石竜子

⑦ さなぎ
蛹　繭　蚤

⑧ てんとうむし
轡虫　瓢虫　恙虫

⑨ たがめ
竈馬　水黽　田龜

①
蟻＝あり
蝗＝いなご
蜩＝ひぐらし

②
蜻蜓＝やんま
蜘蛛＝くも
螻蛄＝おけら

③
蝸牛＝かたつむり
蛞蝓＝なめくじ
蟾蜍＝ひきがえる

④
蛇＝へび
蛭＝ひる
蠍＝さそり

⑤
蜈蚣＝むかで
蟷螂＝かまきり
蜉蝣＝かげろう

⑥
井守＝いもり
守宮＝やもり
石竜子＝とかげ

⑦
蛹＝さなぎ
繭＝まゆ
蚤＝のみ

⑧
轡虫＝くつわむし
瓢虫＝てんとうむし
恙虫＝つつがむし

⑨
竈馬＝かまどうま
水黽＝あめんぼ
田龜＝たがめ

衣装・小物にまつわる漢字です。読みを答えてください。

① 木履
※ひらがな４文字

② 素襖

③ 八掛

④ 湯文字

⑤ 手甲

⑥ 脚絆

⑦ 甚平

⑧ 根付

⑨ 半幅帯

⑩ 小紋

⑪ 小袖

⑫ 羽織

⑬ 帯留

⑭ 菅笠

⑮ 肌襦袢

⑯ 筥迫

①**ぽっくり**
少女用の下駄の一種。七五三などの盛装に用いる。

②**すおう**
直垂《ひたたれ》の一種。武家の代表的な衣服だが、元々は庶民の普段着。

③**はっかけ**
袷《あわせ》の着物で裾《すそ》の裏につける布のこと。裾取り、裾回しとも。

④**ゆもじ**
腰部から膝までを覆う、女性の下着の一種。腰巻ともよばれる。

⑤**てっこう**
革・布でできた装身具。上腕から手の甲を覆うように装着する。

⑥**きゃはん**
脛《すね》の部分に巻く脚衣。防寒、保護などのために用いられる。

⑦**じんべい**
男性あるいは子どもの着る、夏用の家庭着の一つ。「甚兵衛」とも。

⑧**ねつけ**
着物の男性が、袋や印《いん》籠《ろう》などを持ち歩くときに用いた留め具。

⑨**はんはばおび**
女帯の一種で、半分の幅に仕立てた帯。羽織の下や浴衣に用いる。

⑩**こもん**
日本の着物の一種。全体に細かい模様が入っている。

⑪**こそで**
現代の日本で一般に用いられている、和服の元となった衣類。

⑫**はおり**
丈の短い着物の一種。長着・小袖の上に羽織って着る。

⑬**おびどめ**
女帯の固定に用いられる、帯締めに通す飾り物のこと。

⑭**すげがさ**
スゲの葉で編んだ笠。富山県が一大生産地。

⑮**はだじゅばん**（はだじばん）
和服の下に着る肌着。元々は、丈の短い半襦袢が使用されていた。

⑯**はこせこ**
装飾品で紙入れの一種。婚礼や七五三の祝い着のときに用いる。

体の部位の名前です。漢字の読みを答えてください。

①睫

②掌
※ひらがな4文字

③頭蓋

④膀胱

⑤項
※ひらがな3文字

⑥脊椎

⑦旋毛

⑧耳朶
※ひらがな4文字

⑨肋

⑩膵臓

⑪血漿

⑫鼓膜

⑬臍
※例：――で茶を沸かす

⑭胼胝
※ひらがな2文字

⑮臑

⑯眼窩

① **まつげ**
まぶたの端に生える体毛。上瞼《うわまぶた》の睫のほうが下瞼《したまぶた》よりも長い。

② **てのひら**
手首から先の、握ったときに内側になる面のこと。

③ **ずがい（とうがい）**
頭蓋骨ともいう。顔を支え、脳を外傷から保護する役割をもつ。

④ **ぼうこう**
尿をためておき、ある程度の量になると排出する役割をもつ器官。

⑤ **うなじ**
首の後ろ部分のこと。襟首、首筋ともいう。

⑥ **せきつい**
背骨を構成する個々の骨。動物の体を支える役割をもつ。

⑦ **つむじ**
頭部の、毛髪が広がるように、うずを巻いている部分のこと。

⑧ **みみたぶ**
耳の下部にある垂れ下がった柔らかい肉の部分。耳朶《じだ》とも。

⑨ **あばら**
胸部の内臓を覆う骨。肋骨《ろっこつ》ともいう。左右12本ずつ、計24本ある。

⑩ **すいぞう**
臓器の一つ。消化を助けたり、血糖値を一定に保つ役割をもつ。

⑪ **けっしょう**
血液の成分の一つ。透明で、淡黄色の中性の液体。

⑫ **こまく**
耳の中の外耳道《がいじどう》と、その奥の中耳《ちゅうじ》との境にある薄い膜。

⑬ **へそ**
腹部の真ん中にある小さなへこみ。臍帯《さいたい》（へその緒）のとれた跡。

⑭ **たこ**
皮膚の表面が角質化し硬くなったもの。「べんち」ともいう。

⑮ **すね**
足の膝から、くるぶしまでの部分。特にその前面のこと。

⑯ **がんか**
眼球の収まる頭蓋骨のくぼみをさす。「がんわ」とも。

漢字が示している日用品の名前を答えてください。

① 十露盤	⑤ 円規 ※カタカナ4文字	⑨ 刷毛	⑬ 芥箱
② 徳利	⑥ 絨毯	⑩ 剃刀	⑭ 蝋燭
③ 小帛紗	⑦ 匙	⑪ 蒸籠	⑮ 硯屏
④ 柄杓	⑧ 鋸 ※ひらがな4文字	⑫ 発条 ※ひらがな2文字	⑯ 簾

①
そろばん
計算器の一種。横長の枠に、細い棒で通した珠《たま》を縦に並べたもの。

②
とっくり
首が細く下部が膨らんだ容器。主に日本酒を注ぐために使う。

③
こぶくさ
茶の湯で用いる帛紗《ふくさ》の一つ。高級な織物で作られる。

④
ひしゃく
水や液体をすくう道具。椀の形の容器に長い柄をつけたもの。

⑤
コンパス
おもに円をかくための文房具。線分の長さを移すのにも用いられる。

⑥
じゅうたん
床に敷く織物や敷物のこと。カーペットともよぶ。

⑦
さじ
食品・薬品をすくったり、混ぜたりするのに用いる小型の道具。

⑧
のこぎり
木材や金属を切るために使われる工具。

⑨
はけ
木やプラスチックでできた柄の先端に、毛束を取り付けた道具。

⑩
かみそり
髪の毛や髭《ひげ》をそるための刃物。

⑪
せいろう（せいろ）
竹や木を編んで作った、蒸し料理用の調理器具。鍋の湯気で蒸す。

⑫
ばね
物体の弾性という性質を使った機械要素。螺《ら》旋状《せんじょう》のものが一般的。

⑬
ごみばこ
ごみを入れて、一時的に集めておくための容器。

⑭
ろうそく
糸や紙をより合わせたものを芯にして、周囲に蝋を成形したもの。

⑮
けんびょう
硯《すずり》のそばに立てて、硯にほこりが入るのを防ぐ小さな衝立《ついたて》。

⑯
すだれ
竹や葦《あし》を編んだもの。部屋の仕切りや日よけのために吊り下げる。

日本の地名です。漢字の読みを答えてください。

① 支笏湖
② 標茶
③ 寒河江
④ 潮来
⑤ 狸穴
⑥ 強羅
⑦ 猊鼻渓
⑧ 斑鳩
⑨ 碓氷峠
⑩ 鞆ノ浦
⑪ 宿毛
⑫ 王余魚谷
⑬ 蒜山
⑭ 直方
⑮ 西表
⑯ 祝子

①
しこつこ
北海道千歳市《ちとせし》、支笏洞《しこつとう》爺《や》国立公園にある淡水湖。日本最北の不凍湖。

②
しべちゃ
北海道川上郡にある町。語源はアイヌ語で「大きな川のほとり」をさす。

③
さがえ
山形県にある市。県内随一のサクランボの産地として知られる。

④
いたこ
茨城県南東部にある市。水郷観光の中心地で、あやめ祭りが有名。

⑤
まみあな
東京都港区の麻布《あざぶ》にある地名。麻布狸穴町《あざぶまみあなちょう》や狸穴坂《まみあなざか》がある。

⑥
ごうら
神奈川県足柄郡《あしがらぐん》の箱根《はこね》にある地名。温泉地として人気が高い。

⑦
げいびけい
岩手県一関市《いちのせきし》にある渓谷。石灰岩の岸壁や奇岩、滝など見所が多い。

⑧
いかるが
奈良県生駒郡《いこまぐん》にある地名。法隆寺《ほうりゅうじ》、中宮寺《ちゅうぐうじ》などがある。

⑨
うすいとうげ
群馬県と長野県の県境にある峠。中山道《なかせんどう》の難所として知られる。

⑩
とものうら
広島県福山市にある港湾。古くから交易・軍事の要地として栄えた。

⑪
すくも
高知県南西部にある市。高知最西端のお遍《へん》路《ろ》コースがある。

⑫
かれいだに
徳島県海部郡《かいふぐん》にある地名。「轟《とどろき》の滝《たき》」が有名で、爆音を轟かせている。

⑬
ひるぜん
岡山・鳥取県境にある連山。大山《だいせん》火山群の一部で、最高峰が1202m。

⑭
のおがた
福岡県北部にある市。かつては筑豊《ちくほう》の炭鉱が栄えていた。

⑮
いりおもて
沖縄県八重山《やえやま》諸島で最大の島。島全体が国立公園に指定されている。

⑯
ほうり
宮崎県延岡市《のべおかし》にある町名。祝子川《ほうりがわ》付近には、ダムや温泉がある。

日本の旧国名です。漢字の読みを答えてください。

① 因幡
② 周防
③ 美作
④ 遠江
⑤ 伯耆
⑥ 豊前
⑦ 常陸
⑧ 陸奥
⑨ 石見
⑩ 大隅
⑪ 下野
⑫ 隠岐
⑬ 安房
⑭ 和泉
⑮ 安芸
⑯ 上総

① **いなば**
現在の鳥取県の東部。「因州《いんしゅう》」ともいう。「因幡の白うさぎ」は有名。

② **すおう**
現在の山口県の東部。「防州《ぼうしゅう》」ともいう。防《ほう》府《ふ》市のあたり。

③ **みまさか**
現在の岡山県の東北部。「作州《さくしゅう》」ともいう。

④ **とおとうみ**
現在の静岡県の大井川《おおいがわ》より西の地域。「遠州《えんしゅう》」ともいう。

⑤ **ほうき**
現在の鳥取県の中西部。「伯州《はくしゅう》」ともいう。

⑥ **ぶぜん**
現在の福岡県の東部、大分県の北部。「豊州《ほうしゅう》」ともいう。

⑦ **ひたち**
現在の茨城県の大部分を占める。「常州《じょうしゅう》」ともいう。

⑧ **むつ**
現在の青森県、岩手県、宮城県、福島県、秋田県北東部。みちのく。

⑨ **いわみ**
現在の島根県の西部。「石州《せきしゅう》」ともいう。石見銀山で知られる。

⑩ **おおすみ**
現在の鹿児島県の東部、奄美群島。「隅州《ぐうしゅう》」ともいう。

⑪ **しもつけ**
今の栃木県。「野州《やしゅう》」ともいう。

⑫ **おき**
現在の島根県隠岐郡《おきぐん》。「隠州《おんしゅう》」ともいう。後醍《ごだい》醐天皇《ごてんのう》が流された地。

⑬ **あわ**
現在の千葉県の東部。「房州《ぼうしゅう》」ともいう。房総半島周辺。

⑭ **いずみ**
現在の大阪府の南西部。「泉州《せんしゅう》」ともいう。和泉市のあたり。

⑮ **あき**
現在の広島県の西半分。「芸州《げいしゅう》」ともいう。「安芸の宮島」は有名。

⑯ **かずさ**
現在の千葉県の中央部。「総州《そうしゅう》」ともいう。

一文字の漢字です。すべて訓読みを答えてください。

① 礎

② 鼾

③ 噫

④ 栞

⑤ 庇

⑥ 倅

⑦ 瘤

⑧ 閂

⑨ 戎
※ひらがな４文字

⑩ 嫂

⑪ 梟

⑫ 標

⑬ 鉄
※ひらがな４文字

⑭ 甃

⑮ 拇

⑯ 晡

①いしずえ
物事を成り立たせる根本のこと。

②いびき
気道が睡眠時に狭くなり、呼吸時に振動することで出る音。

③くしゃみ
鼻粘膜の刺激によって起こる、激しい呼気運動のこと。

④しおり
本のページにはさみ、目印としてつけるもの。

⑤ひさし
建物の開口部についた日光や雨を防ぐための屋根。

⑥せがれ
自分の息子をさす、へりくだった言い方。

⑦こぶ
身体の一部が、病気やケガで盛り上がったもの。

⑧かんぬき
門や建物の出入り口で、扉を閉ざすために通す横木のこと。

⑨つわもの
兵士のこと。また、非常に強い人のこと。

⑩あによめ
兄の嫁。兄の妻のこと。

⑪ふくろう
フクロウは、そのほとんどが夜行性。ミミズクとは異なる。

⑫かんじき
積雪時に歩きやすくするため、靴の下に着用する履物。

⑬くろがね
鉄のこと。また、硬いものや強いもののたとえ。

⑭いしだたみ
道路や庭で平らな板石を敷き詰めた場所。

⑮おやゆび
手および足の親指。母の字がつくが「お父さん指」のこと。

⑯ひぐれ
太陽が沈む時分。夕暮れ、夕方のこと。

送りがなの付く漢字です。読みを答えてください。

① 労る	⑤ 悴む	⑨ 嫉む	⑬ 穿る
② 嘶く	⑥ 括れる	⑩ 窘める	⑭ 悖る
③ 嵩む	⑦ 囀る	⑪ 番える	⑮ 翳す
④ 慮る	⑧ 踞む	⑫ 潤ける	⑯ 跌く

①いたわる
弱者に同情をもって優しく接すること。

②いななく
馬が、声高く鳴くこと。または、ごろごろと鳴ること。

③かさむ
体積・分量・数量が増えること。また、勢いに乗じること。

④おもんぱかる
「おもいはかる」の音変化。あれこれ思いをめぐらすこと。

⑤かじかむ
手足が凍えて思うように動かなくなるさま。

⑥くびれる
物の中部が他の部分に比べて細くなっているさま。

⑦さえずる
小鳥がしきりに鳴くこと。また、ぺちゃくちゃしゃべること。

⑧しゃがむ
膝を曲げ、腰を落として、姿勢を低くすること。うずくまる。

⑨そねむ
他人の幸せや長所をうらんだり、妬《ねた》んだりすること。

⑩たしなめる
非礼や無作法などよくないことに対し、軽く叱ること。

⑪つがえる
矢を弓の弦に当てがうこと。

⑫ふやける
水や湯に浸り、ふくれ柔らかくなる。また、気持ちがだらけること。

⑬ほじくる
穴をあけたり、かき出したりする。細かいことまで追及すること。

⑭もとる
物事の筋道に合わず、道理に反すること。ねじり曲がる。ゆがむ。

⑮かざす
手に持って掲げること。物に覆いかぶさるよう、さしかけること。

⑯つまずく
足をすべらせる。踏みはずす。道理からそれる。

第2章

日本のこと／文化・芸術・歴史編

全192問

第2章は、文化・芸術・歴史編です。時代劇をはじめ、歌舞伎、落語、歴史上の人物、古典、小説、神社・仏閣といった分野から出題しています。知識が試される問題ばかりですが、できると、ちょっと気分がいい問題でもあります。さあ、果敢に挑戦してみましょう。

漢字実力レベル診断

何問正解できたか採点して、自分の実力をチェックしてみましょう。

160問正解：博　士レベル

120問正解：秀　才レベル

80問正解：一般人レベル

時代劇に出てくる言葉です。漢字の読みを答えてください。

① 丁髷	⑤ 瓦版	⑨ 暮れ六つ	⑬ 島田髷
② 垂髪 ※ひらがな5文字	⑥ 寺子屋	⑩ 長鳶口	⑭ 富籤
③ 十手	⑦ 丁稚	⑪ 纏持ち	⑮ 扶持米
④ 捕物帖	⑧ 女衒	⑫ 兜	⑯ 外様侍

① **ちょんまげ**
江戸時代の髪型。額を剃り上げ、残った髪をまとめて髷《まげ》を作った。

② **すべらかし(すべしがみ)**
前髪を膨らませ、束ねて背中に長く垂らした婦人の髪型。

③ **じって**
犯人捕獲に使用した武器。鉄棒の根元に鈎《かぎ》がついたもの。

④ **とりものちょう**
目明かしが犯人の捜査・逮捕について記した覚え書き。

⑤ **かわらばん**
江戸時代、速報性の高い事件を扱った一枚刷りの簡単な印刷物。

⑥ **てらこや**
庶民の教育施設。読み・書き・そろばんなどを教えた。

⑦ **でっち**
商家や職人の家に奉公する少年。雑用をする。

⑧ **ぜげん**
若い女を遊女屋に売ることで業を成す人。

⑨ **くれむつ**
江戸時代の時刻法で、暮れ方の六つ時。現在の午後6時ごろ。

⑩ **ながとびぐち**
家屋を壊したり、木材の運搬に使用したりする、先に金具がついた棒。

⑪ **まといもち**
町の火消しで、その組の印である「纏」をもつ役を務める者のこと。

⑫ **かぶと**
武将が頭を防御するためにかぶった武具。

⑬ **しまだまげ**
髱《たぼ》を張り出させ、大きく髷《まげ》を結う、日本髪の一種。

⑭ **とみくじ**
抽選で当たりくじを決める催しのこと。今でいう、宝くじ。

⑮ **ふちまい**
給与として与えられた米のこと。奉納米。

⑯ **とざまざむらい**
江戸時代、外様大名に仕えた家来のこと。

江戸時代の職人・仕事の名前です。漢字の読みを答えてください。

① 鋳掛屋
② 羅宇屋
③ 棒手振
④ 箍屋
⑤ 駕籠屋
⑥ 経師屋
⑦ 刀鍛冶
⑧ 表具師
⑨ 太神楽
⑩ 地衝
⑪ 縫箔屋
⑫ 木挽
⑬ 夜鳴蕎麦
⑭ 紺屋
⑮ 角兵衛獅子
⑯ 煙管売

① **いかけや**
鍋や釜などの破損部分を、はんだで修理して渡り歩く職人。

② **らうや**
煙管の一部「ラウ」を新しいものに取り替えることを職業とする人。

③ **ぼてふり**
魚や野菜などを、かごのついた天秤棒《てんびんぼう》で担ぎ売り歩く人。

④ **たがや**
金属や竹でできた箍を扱って、桶を修理する専門の職人。

⑤ **かごや**
駕籠を担いで人を運ぶことを職業とする人。

⑥ **きょうじや**
屏風や襖《ふすま》、巻物などを仕立てる職人。表具師。

⑦ **かたなかじ**
平安中期から盛んになった、日本刀を鍛える職人。

⑧ **ひょうぐし**
掛け軸や額を作ったり、襖や屏風を仕立てる職人。

⑨ **だいかぐら**
寄席芸能として人気の獅子舞や皿回しなどの曲芸をする人。

⑩ **じつき**
家を建てる前に、地面を突き固める仕事をする人のこと。

⑪ **ぬいはくや**
刺繍《ししゅう》と箔《はく》を用いて、生地に模様の加工をする職人。

⑫ **こびき**
山林から伐採された原木を大鋸《おが》で挽き割り、造材にあたる職人。

⑬ **よなきそば**
夜間、街頭に出て屋台を担ぎ、蕎麦を売り歩く商人。

⑭ **こうや（こんや）**
布地の染色を職業とする、染物屋を代表する職人の呼び名。

⑮ **かくべえじし**
獅子頭をつけ、親方の口上《こうじょう》や太鼓に合わせて曲芸を演じる人。

⑯ **きせるうり**
刻み煙草を吸うための煙管を売る仕事。

歌舞伎の外題《げだい》です。漢字の読みを答えてください。

① 仮名手本忠臣蔵

② 京鹿子娘道成寺

③ 恋飛脚大和往来

④ 暫

⑤ 助六由縁江戸桜

⑥ 夏祭浪花鑑

⑦ 本朝廿四孝

⑧ 与話情浮名横櫛

① かなでほんちゅうしんぐら

赤穂《あこう》浪士による仇討ちを劇化。設定を南北朝時代に置き換え、大星由良之助《おおぼしゆらのすけ》らの活躍を描く。

② きょうがのこむすめどうじょうじ

「道成寺物《どうじょうじもの》」の代表作。白拍子《しらびょうし》が道成寺の鐘供養で舞うが、やがて、大蛇に変身する。

③ こいびきゃく（こいのたより）やまとおうらい

飛脚問屋の忠兵衛《ちゅうべえ》と、遊女梅川《うめがわ》の心中を描く。「封印切《ふういんぎり》」の場面を三味線の音が盛り上げる。

④ しばらく

「しばらく」の声とともに鎌倉権五郎《かまくらごんごろう》が登場し、人々の命を救う物語。歌舞伎十八番の一つ。

⑤ すけろくゆかりのえどざくら

花道から颯爽と登場する助六《すけろく》が凛々しい、歌舞伎十八番の一つ。恋人、揚巻《あげまき》との関係も重要。

⑥ なつまつりなにわかがみ

「殺し場」とよばれる殺人の場面で、本物の泥や水を使う演出が有名。夏の季節感が楽しめる。

⑦ ほんちょうにじゅうしこう

武田勝頼《たけだかつより》に恋する、八重垣姫《やえがきひめ》の活躍が見どころ。八重垣姫は、歌舞伎の代表的なお姫様の一人。

⑧ よわなさけうきなのよこぐし

「切られ与三《よさ》」ともよばれる。歌でも有名な、与三郎《よさぶろう》とお富《とみ》の変転を描いた世話物の一つ。

歌舞伎・舞台用語です。漢字の読みを答えてください。

① 揚幕	⑤ 定式幕	⑨ 立役	⑬ 名跡
② 顔見世	⑥ 殺陣 ※ひらがな2文字	⑩ 羽織落とし	⑭ 上手 ※ひらがな3文字
③ 花車方	⑦ 香盤	⑪ 四天	⑮ 白緑
④ 切口上	⑧ 奈落	⑫ 屋体崩し	⑯ 板付

①あげまく
歌舞伎で、本舞台へ続く花道の出入り口にある幕。

②かおみせ
1年に1回、役者の交代のあと、新規の顔ぶれで行う最初の興行。

③かしゃがた
歌舞伎で、年増または老女を演ずる女形。またその役柄をさす。

④きりこうじょう
江戸時代の歌舞伎で、一日の演目が終わるときの口上。

⑤じょうしきまく
三色に染めた布を縦に縫い合わせた幕。歌舞伎の舞台で使用する。

⑥たて
格闘場面の演技。歌舞伎では舞踏化・リズム化されたものが多い。

⑦こうばん
出演する俳優の名と、場面・役を表示したもの。

⑧ならく
舞台の下や、花道の床下の空間の通称。

⑨たちやく
男の役、または男の役を専門に演じる俳優のことをさす。

⑩はおりおとし
歌舞伎の演出で、二枚目が恋のために魂が抜けてしまったさま。

⑪よてん
歌舞伎の衣装。着物の丈が短く、裾の両脇に切れ目が入ったもの。

⑫やたいくずし
歌舞伎で、舞台上に組まれた建物を観客の前で崩す演出のこと。

⑬みょうせき
芸道・芸能の世界において、代々世襲する名前のこと。

⑭かみて
舞台用語で、客席から向かって右側のこと。左側は下手《しもて》とよぶ。

⑮びゃくろく
舞台装置で、和式の家屋の縁側に置かれる石の段のこと。

⑯いたつき
幕が開いたときに、俳優がすでに舞台に出ていること。

落語の演目です。漢字の読みを答えてください。

① 厩火事

② 笠碁

③ 鴻池の犬

④ 宿屋媽

⑤ 粗忽長屋

⑥ 文七元結

⑦ 火焔太鼓

⑧ 御神酒徳利

①
うまやかじ

ぐうたら亭主と喧嘩《けんか》が絶えない女房。夫の気持ちをさぐるため、大事な瀬戸物を割ると……。

②
かさご

囲碁が題材の人情噺《ばなし》。碁敵の二人は会うと喧嘩ばかり。絶交しても相手のことが気になり……。

③
こうのいけのいぬ

拾われた子犬がたどる運命を描く。三匹のうち、黒犬だけが金持ちの鴻池家《こうのいけけ》にもらわれていく。

④
やどやかか

客が宿屋の女房を一晩貸せと言う。二度三度と続き、たまりかねた主人が理由を聞くと……。

⑤
そこつながや

友人に言われ、自分の死体を引き取りに行く熊《くま》五郎《ごろう》。類は友を呼ぶ、粗忽者たちの笑い話。

⑥
ぶんしちもっとい（もとゆい）

借金で首が回らない長兵衛《ちょうべえ》。娘が身売りして用立ててくれた金を、赤の他人にやってしまった。

⑦
かえんだいこ

古道具屋の甚兵衛《じんべえ》が仕入れた汚い太鼓。それが殿様の目に留まり、三百両の値がついた。

⑧
おみきどっくり

家宝の御神酒徳利の紛失に始まる大騒動。人のいい善六《ぜんろく》が、とんとん拍子に出世する物語。

歴史上の人物名です。漢字の読みを答えてください。

①蘇我蝦夷

②稗田阿礼

③在原業平

④舎人親王

⑤本阿弥光悦

⑥西周

⑦荻生徂徠

⑧額田王

⑨桓武天皇

⑩長宗我部元親

⑪後醍醐天皇

⑫小松帯刀

⑬小野篁

⑭比企能員

⑮井上毅

⑯荷田春満

① **そがのえみし**
飛鳥時代の貴族。入鹿《いるか》の父。権勢を振るうが乙巳《いっし》の変《へん》の後、自害。

② **ひえだのあれ**
天武天皇《てんむてんのう》の舎人《とねり》で、古事記の編纂《へんさん》に関わった一人。生没年不詳。

③ **ありわらのなりひら**
平安時代初期の歌人で、六歌仙の一人。伊勢物語のモデル。

④ **とねりしんのう**
天武天皇の第三皇子。日本書紀の編纂を主宰した。

⑤ **ほんあみこうえつ**
江戸時代初期の書家、陶芸家、芸術家。書は「寛永《かんえい》の三筆《さんぴつ》」の一人。

⑥ **にしあまね**
江戸時代後期から明治時代初期の哲学者。日本近代哲学の父。

⑦ **おぎゅうそらい**
江戸時代中期の儒学者。柳沢吉保《やなぎさわよしやす》に用いられ、古文辞学を大成。

⑧ **ぬかたのおおきみ**
飛鳥時代の歌人。初期万葉集を代表する女流歌人。生没年不詳。

⑨ **かんむてんのう**
平安京へ遷都させ、坂上田村麻呂《さかのうえのたむらまろ》を征夷大将軍に命じた人物。

⑩ **ちょうそかべもとちか**
戦国時代の土佐国《とさのくに》の武将。四国全土を統一したが豊臣秀吉に降伏。

⑪ **ごだいごてんのう**
第96代天皇にして南朝の初代天皇。建武《けんむ》の新政を行った人物。

⑫ **こまつたてわき**
幕末の薩摩藩士。薩長同盟や大政奉還に尽力した。

⑬ **おののたかむら**
平安時代前期の歌人で小野妹子《おののいもこ》の子孫。和歌は古今集《こきんしゅう》などにある。

⑭ **ひきよしかず**
鎌倉時代初期の幕府の重臣。北条氏と対立して謀殺された。

⑮ **いのうえこわし**
明治時代の政治家。伊《い》藤博文《とうひろぶみ》のブレーンとして活躍した。

⑯ **かだのあずままろ**
江戸中期の国学者。「国《こく》学四大人《がくしたいじん》」の一人で、伏見稲荷神社《ふしみいなりじんじゃ》の神官。

日本の歴史にまつわる言葉です。漢字の読みを答えてください。

①漢委奴国王印

②飛鳥浄御原宮

③壬申の乱

④和同開珎

⑤鹿ヶ谷の陰謀

⑥御成敗式目

⑦元寇

⑧南蛮貿易

⑨桶狭間の戦い

⑩太閤検地

⑪聚楽第

⑫享保の改革

⑬安政の大獄

⑭尊王攘夷

⑮戊辰戦争

⑯盧溝橋事件

① かんのわのなのこくおうのいん
現在の福岡県福岡市から出土した、純金製の王印。

② あすかのきよみはらのみや
天武天皇《てんむてんのう》と持統天皇《じとうてんのう》、2代の天皇が暮らした皇居。

③ じんしんのらん
大友皇子《おおとものおうじ》と大海人皇子《おおあまのおうじ》との間で起きた皇位継承を巡る戦い。

④ わどうかいちん
708年に日本で発行された銭貨。日本初の流通貨幣といわれる。

⑤ ししがたにのいんぼう
後白河院《ごしらかわいん》の近臣が京都の山荘で平氏討伐の謀議をした事件。

⑥ ごせいばいしきもく
鎌倉時代に慣習や道徳をもとに制定された武士政権のための法令。

⑦ げんこう
鎌倉時代中期、元《げん》とその属国の高麗《こうらい》による日本侵略の呼称。

⑧ なんばんぼうえき
16世紀中ごろから、スペイン、ポルトガルなどと行った貿易。

⑨ おけはざまのたたかい
戦国時代に、織田信長《おだのぶなが》と今川義元《いまがわよしもと》が尾張国《おわりのくに》の桶狭間《おけはざま》で行った合戦。

⑩ たいこうけんち
豊臣秀吉《とよとみひでよし》によって日本全国で行われた、田畑の測量のこと。

⑪ じゅらくだい
関白に就任した豊臣秀吉が、京都に造営した邸宅。

⑫ きょうほうのかいかく
徳川吉宗《とくがわよしむね》が享保年間に行った、江戸幕府の政治改革。

⑬ あんせいのたいごく
安政5年から6年に、江戸幕府が尊王攘夷派に対して加えた弾圧。

⑭ そんのうじょうい
江戸末期の日本で、尊王論と攘夷論が結びついた政治思想。

⑮ ぼしんせんそう
慶応4年から、維新政府軍と旧幕府側との間で行われた内戦。

⑯ ろこうきょうじけん
北京《ペキン》郊外で起きた日本軍と中国軍の衝突のこと。日中戦争の発端。

漢字が示している外来品などの名前を答えてください。

① 型録

② 瓦斯

③ 切支丹

④ 珈琲

⑤ 木栓

⑥ 護謨

⑦ 乾酪

⑧ 庭球

⑨ 隧道

⑩ 提琴

⑪ 曹達

⑫ 手巾

⑬ 燐寸

⑭ 喇叭

⑮ 自鳴琴

⑯ 阿利襪

① カタログ
目録・説明書・案内書のこと。

② ガス
気体一般。特に、燃料として使われる気体や毒ガスなどをさす。

③ キリシタン
室町後期に日本に伝えられたカトリックの教え。および、その信者。

④ コーヒー
コーヒー豆を挽《ひ》いた粉末から、湯または水で成分を抽出した飲料。

⑤ コルク
弾力性と適度な通気性をもち、ワインの熟成に重宝されている。

⑥ ゴム
ゴムノキの樹皮から分泌する液を原料に作る弾性体をもつ物質。

⑦ チーズ
牛乳を発酵させて作った食品で、主成分はタンパク質。

⑧ テニス
野原で行う「野球」に対して庭で行う「庭球」と名づけられた。

⑨ トンネル
山岳など土中を通る土木構造物。軸方向に細長い地下空間のこと。

⑩ バイオリン
弦楽器の一種でバイオリン属の高音楽器。最も高音域を出す。

⑪ ソーダ
炭酸ナトリウムのこと。また、「ソーダ水」の略でもある。

⑫ ハンカチ
身だしなみとして日常的に用いる、四辺を一にする正方形の布。

⑬ マッチ
摩擦によって発火する混合物を細い軸の先端につけた発火具。

⑭ ラッパ
金管楽器の総称。唇の振動を管で増幅させて吹き鳴らす。

⑮ オルゴール
手回しやぜんまいで、自動的に楽曲を演奏する機械。自動楽器。

⑯ オリーブ
モクセイ科の常緑小高木。暖かく乾燥した地方で栽培されている。

古典作品の名前です。漢字は読みを、かなは漢字を答えてください。

① 更級日記
② 讃岐典侍日記
③ 催馬楽
④ 梁塵秘抄
⑤ 歎異抄
⑥ 曽我物語
⑦ 宇治拾遺物語
⑧ 東海道中膝栗毛
⑨ こじき
⑩ ふどき
⑪ とさにっき
⑫ まくらのそうし
⑬ いずみしきぶにっき
⑭ おおかがみ
⑮ こんじゃくものがたりしゅう
⑯ ほうげんものがたり

①
さらしなにっき
平安時代の日記文学。作者は菅原孝標女《すがわらのたかすえのむすめ》。40年にわたる回想記。

②
さぬきのすけにっき
平安時代後期、堀河天皇《ほりかわてんのう》と鳥羽《とば》天皇《てんのう》の様子を藤原長子《ふじわらのながこ》が記録した。

③
さいばら
平安時代に隆盛した各地の民謡に、外来楽器の伴奏を加えた歌謡。

④
りょうじんひしょう
後白河法皇《ごしらかわほうおう》が選んだ、平安末期の歌謡集で、今様《いまよう》歌謡の集成。

⑤
たんに（たんい）しょう
鎌倉後期の仏教書。親鸞《しんらん》の教えを弟子の唯円《ゆいえん》が記したとされる。

⑥
そがものがたり
作者未詳。題材は鎌倉時代初期に起きた、曽《そ》我兄弟《がきょうだい》の仇討ち。

⑦
うじしゅういものがたり
編者未詳。鎌倉初期の説話集。仏教説話、民間説話などを収録。

⑧
とうかいどうちゅうひざくりげ
十返舎一九《じっぺんしゃいっく》の滑稽本。狂歌や小咄《こばなし》を交え、口語で描いた道中記。

⑨
古事記
現存する日本最古の歴史書。元明天皇《げんめいてんのう》の命で太安万侶《おおのやすまろ》が編集。

⑩
風土記
奈良時代の地誌。土地の風土や産物、伝説などを地方別に記した。

⑪
土佐日記
平安時代の仮名日記。紀貫之《きのつらゆき》が帰京途中の出来事を綴ったもの。

⑫
枕草子
中宮定子《ちゅうぐうていし》に仕えた女房の清少納言《せいしょうなごん》が執筆した、平安女流エッセイ。

⑬
和泉式部日記
和泉式部《いずみしきぶ》によって記された日記。女流日記文学の代表的作品。

⑭
大鏡
平安後期に成立した歴史物語。藤原氏の繁栄の歴史を描く。

⑮
今昔物語集
作者未詳。平安後期に成立。「今は昔」で始まる日本最大の説話集。

⑯
保元物語
作者不詳の軍記物語。「保元《ほうげん》の乱《らん》」の顛末《てんまつ》を描いた。

作家・画家の名前です。□に当てはまる漢字を入れてください。

① 森□外

② 夏目□石

③ 太□治

④ 井伏□二

⑤ 安□公房

⑥ 内田百□

⑦ 菊□寛

⑧ 大□次郎

⑨ 横山大□

⑩ 雪□

⑪ 伊□深水

⑫ 東□斎写楽

⑬ 狩□探幽

⑭ 東郷□児

⑮ 尾形光□

⑯ 東山魁□

① **森鷗外《もりおうがい》**
小説家。軍医でもある。代表作に『舞姫』『高瀬舟』など。

② **夏目漱石《なつめそうせき》**
小説家。日本を代表する文豪。代表作に『吾輩は猫である』など。

③ **太宰治《だざいおさむ》**
小説家。自己破滅型の作風。代表作に『走れメロス』『斜陽』など。

④ **井伏鱒二《いぶせますじ》**
小説家。直木賞、文化勲章を受ける。代表作に『山椒魚』など。

⑤ **安部公房《あべこうぼう》**
小説家。劇作家。芥川賞受賞。代表作『砂の女』は映画化も。

⑥ **内田百閒《うちだひゃっけん》**
小説家。漱石門下の一員。代表作に『贋作《がんさく》吾輩は猫である』など。

⑦ **菊池寛《きくちかん》**
小説家。『文藝春秋』を創刊。代表作に『恩讐の彼方に』など。

⑧ **大佛次郎《おさらぎじろう》**
小説家。大衆文学の作者で、代表作に『鞍馬《くらま》天狗《てんぐ》』シリーズなど。

⑨ **横山大観《よこやまたいかん》**
日本画家。第一回文化勲章受章。代表作に『生々流転《せいせいるてん》』など。

⑩ **雪舟《せっしゅう》**
水墨画家。雄大な自然描写が特徴。代表作に『天橋立図《あまのはしだてず》』など。

⑪ **伊東深水《いとうしんすい》**
歌川派浮世絵の正統を継ぐ絵師。美人画家。代表作に『指』など。

⑫ **東洲斎写楽《とうしゅうさいしゃらく》**
浮世絵師。代表作に『市川高麗蔵《いちかわこまぞう》の志賀大七《しがだいしち》』など。

⑬ **狩野探幽《かのうたんゆう》**
狩野派の天才絵師。狩野孝信の子。代表作に『雪中梅竹鳥図《せっちゅうばいちくちょうず》』など。

⑭ **東郷青児《とうごうせいじ》**
洋画家。美人画を得意とした。二科賞受賞。代表作に『レダ』など。

⑮ **尾形光琳《おがたこうりん》**
琳派《りんぱ》の代表画家。代表作に自身の最高傑作『紅白梅図屏風《こうはくばいずびょうぶ》』など。

⑯ **東山魁夷《ひがしやまかいい》**
日本画家。文化勲章受章。代表作に『朝明けの潮』など。

小説の名前です。漢字は読みを、かなは漢字を答えてください。

①春琴抄

②婦系図

③檸檬

④虞十公園林

⑤武蔵野

⑥剣客商売

⑦白河夜船

⑧麒麟の翼

⑨ぐびじんそう

⑩ふとん

⑪さんしょうだゆう

⑫サドこうしゃくふじん

⑬おうとう

⑭らしょうもん

⑮もほうはん

⑯きしだんちょうごろし

① **しゅんきんしょう**
谷崎潤一郎《たにざきじゅんいちろう》の中編小説。盲目の春琴《しゅんきん》に丁稚《でっち》の佐助《さすけ》が仕える物語。

② **おんなけいず**
泉鏡花《いずみきょうか》の長編小説。劇化され、新派名狂言の一つとなった。

③ **れもん**
梶井基次郎《かじいもとじろう》の短編小説。憂鬱や悪戯心を詩的に描いた作品。

④ **けんじゅうこうえんりん**
宮沢賢治《みやざわけんじ》の短編童話。知的障害がある虔十《けんじゅう》が守り通した林の話。

⑤ **むさしの**
国木田独歩《くにきだどっぽ》の小説。武蔵野の自然観、独歩の人生観が見られる。

⑥ **けんかくしょうばい**
池波正太郎《いけなみしょうたろう》の時代小説。剣客・秋山小兵衛《あきやまこへえ》が江戸の悪事をあばく。

⑦ **しらかわよふね**
吉本《よしもと》ばななの小説。不倫や親友の自殺を経た主人公の心の再生。

⑧ **きりんのつばさ**
東野圭吾《ひがしのけいご》の小説。舞台は日本橋《にほんばし》。刑事の加賀《かが》恭一郎《きょういちろう》が活躍する。

⑨ **虞美人草**
夏目漱石《なつめそうせき》の小説。自己中心的で高慢な藤尾《ふじお》を取り巻く、我執《がしゅう》と道義。

⑩ **蒲団**
田山花袋《たやまかたい》の中編小説。主人公の教え子への内面感情が告白される。

⑪ **山椒大夫**
森鷗外《もりおうがい》の代表作。人買いに売られた、安寿《あんじゅ》と厨子王《ずしおう》の物語。

⑫ **サド公爵夫人**
三島由紀夫《みしまゆきお》の戯曲。夫の出獄を待つルネ夫人の思念を描いた作品。

⑬ **桜桃**
太宰治《だざいおさむ》の小説。弱い父、弱い夫。主人公に自分を投影した作品。

⑭ **羅生門**
芥川龍之介《あくたがわりゅうのすけ》の小説。天災で荒れ果てた平安時代の京の都が舞台。

⑮ **模倣犯**
宮部《みやべ》みゆきの長編小説。題材は解決済みとされた連続誘拐殺人事件。

⑯ **騎士団長殺し**
村上春樹《むらかみはるき》の小説。主人公は36歳の肖像画専門の画家。

仏教にまつわる言葉です。漢字の読みを答えてください。

① 帰依
② 初七日
③ 煩悩
④ 阿修羅
⑤ 位牌
⑥ 四生
⑦ 殺生
⑧ 投機
⑨ 大日如来
⑩ 往生
⑪ 戒名
⑫ 祇園精舎
⑬ 愚痴
⑭ 外道
⑮ 賽の河原
⑯ 旦那

①**きえ**
優れたものに絶対の信をもって、よりどころとすること。

②**しょなぬか(しょなのか)**
人の死後7日目のことで、仏教ではこの日に法要を営む。

③**ぼんのう**
身心を悩まし苦しめ心をかき乱す、一切の妄念や欲望。

④**あしゅら**
インド神話で、闘いの鬼神。また、仏法の守護神でもある。

⑤**いはい**
故人の戒名と没年月日、俗名、行年（享年）を記す木の札。

⑥**ししょう**
生物の分類方法で、生き物を生まれ方で4種に分類したもの。

⑦**せっしょう**
生き物を殺すこと。仏教では最も重い罪の一つとされている。

⑧**とうき**
利益を得るためにする行為。修行者と禅の心機が投合すること。

⑨**だいにちにょらい**
空海《くうかい》が開いた真言密教の教主《きょうしゅ》。最高の仏とされている。

⑩**おうじょう**
念仏の功徳で、死後、極楽浄土にいって、生まれ変わること。

⑪**かいみょう**
受戒し、仏門に入った者が授かる名。また、僧が死者につける名。

⑫**ぎおんしょうじゃ**
古代インドにあった寺院。須達長者《しゅだつちょうじゃ》が釈迦と弟子たちに寄進。

⑬**ぐち**
仏道を歩む者の三毒で最も根強い煩悩。衆生《しゅじょう》の根本的無知。

⑭**げどう**
仏教以外のすべての思想や宗教。道理に背く考えのこと。

⑮**さいのかわら**
死んだ子どもが行くといわれる、三途の川の川原のこと。

⑯**だんな**
「布施」を意味する梵《ぼん》語《ご》「ダーナ」の訳語。「檀那」とも書く。

神社・仏閣の名前です。漢字の読みを答えてください。

① 伊勢神宮
② 厳島神社
③ 比叡山延暦寺
④ 東寺
⑤ 仁和寺
⑥ 戸隠神社
⑦ 観世音寺
⑧ 三十三間堂
⑨ 壬生寺
⑩ 愛宕神社
⑪ 唐招提寺
⑫ 瑠璃光寺
⑬ 金刀比羅神社
⑭ 榛名神社
⑮ 幣立神社
⑯ 坐摩神社

① **いせじんぐう**
天照大御神《あまてらすおおみかみ》などを祭る125の神社の総称。正式名称は「神宮《じんぐう》」。

② **いつくしまじんじゃ**
広島県の宮島《みやじま》にある神社。潮の満ちる浜に社殿が造られている。

③ **ひえいざんえんりゃくじ**
伝教大師最澄《さいちょう》によって開かれた寺院で、天台宗の総本山。

④ **とうじ**
真言宗の根本道場であり、真言宗全体の総本山。教王護国寺《きょうおうごこくじ》とも。

⑤ **にんなじ**
真言宗御室派《おむろは》総本山の寺院。世界遺産に登録されている。

⑥ **とがくしじんじゃ**
長野県・戸隠山《とがくしやま》の麓《ふもと》にある創建2千年余りに及ぶ、歴史ある神社。

⑦ **かんぜおんじ**
福岡県太宰府市《だざいふし》にある天台宗の寺院。九州を代表する古寺。

⑧ **さんじゅうさんげんどう**
京都府にある寺院の仏堂。日本一、横に長い歴史的木像建造物。

⑨ **みぶでら**
境内東方にある壬生塚《みぶづか》には、新選組隊士の墓もある。

⑩ **あたごじんじゃ**
京都市にあり、愛宕権現《あたごごんげん》、鎮火神社ともいう。防火神として有名。

⑪ **とうしょうだいじ**
鑑真《がんじん》が建立した寺院。世界遺産に登録されている。

⑫ **るりこうじ**
山口県にある曹洞宗《そうとうしゅう》の寺院。梅や桜の名所として知られる。

⑬ **ことひらじんじゃ**
五穀豊穣・殖産興業・招福除災の神として、信仰されている。

⑭ **はるなじんじゃ**
群馬県・榛名山《はるなさん》の神を祀る神社。１４００年以上の歴史がある。

⑮ **へいたてじんじゃ**
熊本県の山都町《やまとちょう》にある神社。高天原《たかまがはら》神話の発祥といわれている。

⑯ **いかすりじんじゃ**
大阪市にある神社。地元では「ざまさん」とよばれ、親しまれている。

第3章

いにしえの教え／四字熟語・ことわざ・慣用句編

全168問

第3章は、四字熟語・ことわざ・慣用句編です。いにしえから綿々と続く教えの数々を、しっかり受け継いでいきましょう。ここでは、多くが穴埋め方式の書き取り問題になっています。解説をよく読んで、正しい漢字と正しい意味を理解して使えるようにしたいものです。

漢字実力レベル診断

何問正解できたか採点して、自分の実力をチェックしてみましょう。

130問正解：博　士レベル

100問正解：秀　才レベル

70問正解：一般人レベル

四字熟語の問題です。□に当てはまる漢字を入れてください。

①紳□淑女
②巧言令□
③冷□無情
④二□択一
⑤克□復礼
⑥忙□有閑
⑦天下□免
⑧断崖絶□
⑨心頭滅□
⑩門□開放
⑪□載一遇
⑫情□酌量
⑬器□貧乏
⑭誇大□想
⑮泰□自若
⑯孤軍□闘

①**紳士淑女**《しんししゅくじょ》
〝Ladies and gentlemen〟の訳語で、男女に敬意を表す総称。

②**巧言令色**《こうげんれいしょく》
口先でうまいことを言い、うわべだけ愛想を取り繕うこと。

③**冷酷無情**《れいこくむじょう》
思いやりも、同情心もないこと。

④**二者択一**《にしゃたくいつ》
二つの事柄のうち、どちらか一方を選ぶこと。「二者選一《せんいつ》」とも。

⑤**克己復礼**《こっきふくれい》
自分の欲望を抑えて、礼儀を守れるようにすること。

⑥**忙中有閑**《ぼうちゅうゆうかん》
どんなに忙しい最中にも、一息つくくらいの暇はあるということ。

⑦**天下御免**《てんかごめん》
公然とゆるされていること。また、そのようにふるまえること。

⑧**断崖絶壁**《だんがいぜっぺき》
「断崖」も「絶壁」も険しい崖《がけ》の意で、それを強調した言葉。

⑨**心頭滅却**《しんとうめっきゃく》
心を無にすること。「心頭滅却すれば火もまた涼し」より。

⑩**門戸開放**《もんこかいほう》
制限をせず、自由に出入りできるようにすること。

⑪**千載一遇**《せんざいいちぐう》
千年に一度しかないほどの、またとない機会。

⑫**情状酌量**《じょうじょうしゃくりょう》
刑事裁判の際、犯罪に至る経緯などに鑑み、刑罰を減軽すること。

⑬**器用貧乏**《きようびんぼう》
器用なために一事に徹せず、大成しないこと。またそのような人。

⑭**誇大妄想**《こだいもうそう》
自分の現状を実際より大げさに考え、信じこむこと。

⑮**泰然自若**《たいぜんじじゃく》
「泰然」も「自若」も落ち着いた様子の意で、そのようなさま。

⑯**孤軍奮闘**《こぐんふんとう》
誰の援助も受けず、一人で努力すること。

四字熟語の問題です。□に当てはまる漢字を入れてください。

① □柔内剛
② 緩□自在
③ 汚名□上
④ 南□北馬
⑤ 唯一□二
⑥ 生生□転
⑦ 枝□末節
⑧ 悠悠□適
⑨ 会者定□
⑩ 頑固□徹
⑪ □進気鋭
⑫ 気□壮大
⑬ 疾□迅雷
⑭ 極楽浄□
⑮ 勇□果敢
⑯ 森□万象

① **外《がい》柔《じゅう》内《ない》剛《ごう》**
態度は穏やかで柔らかいが、心の中はしっかりしていること。

② **緩《かん》急《きゅう》自《じ》在《ざい》**
緩めたり厳しくしたりと、思い通りにできること。

③ **汚《お》名《めい》返《へん》上《じょう》**
悪い評判をしりぞけること。また、そのような成果をあげること。

④ **南《なん》船《せん》北《ほく》馬《ば》**
あちこち旅すること。中国で、南は川、北は陸が多いことから。

⑤ **唯《ゆい》一《いつ》無《む》二《に》**
この世で、ただ一つきりのもの。他に同類のものがないこと。

⑥ **生《せい》生《せい》流《る》転《てん》**
万物は生まれ変わり続けること。「しょうじょうるてん」とも。

⑦ **枝《し》葉《よう》末《まっ》節《せつ》**
主要でない事柄。「枝葉」「末節」はそれぞれ同義。

⑧ **悠《ゆう》悠《ゆう》自《じ》適《てき》**
世間にかかわらず、ゆったりと思うがまま暮らすこと。

⑨ **会《え》者《しゃ》定《じょう》離《り》**
仏教用語で、会う者は必ず別れる運命にあるということ。

⑩ **頑《がん》固《こ》一《いっ》徹《てつ》**
自分の考えを変えないさま。「頑固」「一徹」はそれぞれ同義。

⑪ **新《しん》進《しん》気《き》鋭《えい》**
ある分野に新しく登場し、勢いが盛んであること。またはそのさま。

⑫ **気《き》宇《う》壮《そう》大《だい》**
心意気、度量や発想が極めて大きく、盛んであること。

⑬ **疾《しっ》風《ぷう》迅《じん》雷《らい》**
激しい風と雷。また、そのように素早く激しいこと。

⑭ **極《ご》楽《くらく》浄《じょう》土《ど》**
仏教用語で、阿弥陀仏のいる、やすらかで苦しみのない世界。

⑮ **勇《ゆう》猛《もう》果《か》敢《かん》**
勇気があって何事も恐れず、決断力があって何でもできること。

⑯ **森《しん》羅《ら》万《ばん》象《しょう》**
宇宙に存在する、すべてのもの。万物。

四字熟語の問題です。間違っている漢字を直してください。

①厚顔無智
②多字多端
③賀田引水
④縦横無仁
⑤粒粒真苦
⑥鶏口午後
⑦交武両道
⑧重公長大
⑨敵者生存
⑩文明開花
⑪起小転結
⑫開校一番
⑬妻色兼備
⑭古事来歴
⑮応急措治
⑯追全供養

① **厚《こう》顔《がん》無《む》恥《ち》**
あつかましく恥知らずなこと。また、そのようなさま。

② **多《た》事《じ》多《た》端《たん》**
仕事や事件が多く、忙しいこと。「多事」「多端」ともに同義。

③ **我《が》田《でん》引《いん》水《すい》**
自分の田に水を引く意から、自分の都合の良いようにすること。

④ **縦《じゅう》横《おう》無《む》尽《じん》**
どの方向にも、限りなく思うがままに物事を行うこと。

⑤ **粒《りゅう》粒《りゅう》辛《しん》苦《く》**
穀物の一粒一粒が農民の苦労の賜物。転じて、大変努力すること。

⑥ **鶏《けい》口《こう》牛《ぎゅう》後《ご》**
大集団の中で人の下にいるより、小集団の頭でいるほうがよい。

⑦ **文《ぶん》武《ぶ》両《りょう》道《どう》**
「文」は学問、「武」は武芸の意で、その両方に秀でること。

⑧ **重《じゅう》厚《こう》長《ちょう》大《だい》**
重く、厚く、長く、大きいこと。特に、重化学工業についていう。

⑨ **適《てき》者《しゃ》生《せい》存《ぞん》**
生存競争で、最も環境に適した者が生き残り子孫を残しうること。

⑩ **文《ぶん》明《めい》開《かい》化《か》**
世の中がひらけて進歩すること。特に、明治初期の西洋化現象。

⑪ **起《き》承《しょう》転《てん》結《けつ》**
漢詩の絶句で、句の配列法についての言葉。転じて、物事の順序。

⑫ **開《かい》口《こう》一《いち》番《ばん》**
口を開いて、何かを話し始める一番初めに。口を開くやいなや。

⑬ **才《さい》色《しょく》兼《けん》備《び》**
優れた才能と美しい容姿の、どちらも備わっている女性のこと。

⑭ **故《こ》事《じ》来《らい》歴《れき》**
古くから伝わっている事物のいわれや、伝来の事情のこと。

⑮ **応《おう》急《きゅう》措《そ》置《ち》**
急を要するとき、その場をしのぐために行う、仮の処置。

⑯ **追《つい》善《ぜん》供《く》養《よう》**
死んだ人の死後の幸福を祈って、執り行う仏教行事のこと。

四字熟語の問題です。間違っている漢字を直してください。

① 羽家登仙
② 信償必罰
③ 理路正然
④ 過少評価
⑤ 疑論百出
⑥ 過状防衛
⑦ 内政官渉
⑧ 受帯告知
⑨ 相互付助
⑩ 興味本以
⑪ 医色同源
⑫ 守客転倒
⑬ 修名披露
⑭ 怒髪消天
⑮ 鼓部激励
⑯ 心神耕弱

① **羽化登仙《うかとうせん》**
羽がはえ、天に昇ること。仙人となり酒に酔った気分のたとえ。

② **信賞必罰《しんしょうひつばつ》**
功績のある者には必ず賞を与え、罪を犯した者は必ず罰すること。

③ **理路整然《りろせいぜん》**
道理がきちんと通っているさま。

④ **過小評価《かしょうひょうか》**
力や価値などを、実際よりも低く評価・判断すること。

⑤ **議論百出《ぎろんひゃくしゅつ》**
たくさんの意見が出て、活気のある議論がなされること。

⑥ **過剰防衛《かじょうぼうえい》**
刑法上、防衛の程度を超えた違法行為。刑の減軽・免除事由となる。

⑦ **内政干渉《ないせいかんしょう》**
他国の政治に介入すること。主権の観点から問題とされる。

⑧ **受胎告知《じゅたいこくち》**
キリストの懐妊が告げ知らされたこと。「新約聖書」にある場面。

⑨ **相互扶助《そうごふじょ》**
お互いに助け合い、支え合うこと。

⑩ **興味本位《きょうみほんい》**
おもしろいか、おもしろくないかだけを判断基準にすること。

⑪ **医食同源《いしょくどうげん》**
医療も食事も健康維持に必要で、その源は同じだということ。

⑫ **主客転倒《しゅかくてんとう》**
優先順位、重要性、立場などが逆転すること。

⑬ **襲名披露《しゅうめいひろう》**
先代の名や家名を継いだということを、多くの人に知らせる。

⑭ **怒髪衝天《どはつしょうてん》**
髪が逆立って、突き上げるくらい、ものすごく激しい怒り。

⑮ **鼓舞激励《こぶげきれい》**
人を励まして、ふるい立たせること。

⑯ **心神耗弱《しんしんこうじゃく》**
精神状態が弱くなり、善悪の判断や行動の抑制がきかないこと。

ことわざ・慣用句の問題です。□に当てはまる漢字を入れてください。

①危ない□を渡る

②後の□り

③悪事□□を走る

④□□の不養生

⑤一寸の虫にも□□の魂

⑥□□の功名

⑦鵜の目□の目

⑧売り□□に買い□□

①
危《あぶ》ない橋《はし》を渡《わた》る
目的を達成するために、危険を知ったうえでもその方法で物事を行うことのたとえ。

②
後《あと》の祭《まつ》り
祭りがすんだ後の山車のように、時機を逸して後悔の念を表す言葉。手遅れのこと。

③
悪事《あくじ》千里《せんり》を走《はし》る
悪い行いや評判は、あっという間に世間に知れ渡るということ。

④
医者《いしゃ》の不養生《ふようじょう》
養生を勧める医者が、健康に注意しないこと。理屈では分かっているが実行が伴わないこと。

⑤
一寸《いっすん》の虫《むし》にも五分《ごぶ》の魂《たましい》
どんなに小さな弱い者でも、それ相応の意地や感情があり、侮ってはいけないということ。

⑥
怪我《けが》の功名《こうみょう》
間違ってしたことや、なにげなくやってしまったことが、たまたま、よい結果になること。

⑦
鵜《う》の目《め》鷹《たか》の目《め》
ちょっとしたことも見逃すまいと熱心に探すさま。また、そのときの鋭い目つき。

⑧
売《う》り言葉《ことば》に買《か》い言葉《ことば》
相手の暴言に対して、それに相当する暴言で言い返すこと。

ことわざ・慣用句の問題です。□に当てはまる漢字を入れてください。

①好事□多し

②毒を食らわば□まで

③泥棒を見て□をなう

④紺屋の□□

⑤□□に腕押し

⑥□□□計逃げるに如かず

⑦獅子□□の虫

⑧□□の矢が立つ

①
好事《こうじ》魔《ま》多《おお》し
うまく進んでいる物事には、とにかく邪魔が入りやすいということ。

②
毒《どく》を食《く》らわば皿《さら》まで
一度禁忌を破ったのならば、良識は気にせずに、徹底的にやるべきだという意味。

③
泥棒《どろぼう》を見《み》て縄《なわ》をなう
普段の準備を怠り、事が起きてから慌てて準備を始めることのたとえ。

④
紺屋《こうや》の白袴《しろばかま》
他人のことに忙しくて、自分自身のことには手が回らないことのたとえ。

⑤
暖簾《のれん》に腕押《うでお》し
手応えのないさま、張り合いのない様子のこと。

⑥
三十六《さんじゅうろっ》計《けい》逃《に》げるに如《し》かず
何か面倒なことが起こったときには、逃げるのが得策であるということ。

⑦
獅子《しし》身中《しんちゅう》の虫《むし》
仏教徒なのに、仏教に害をなす者。内部の人間でありながら組織に害を与える者。

⑧
白羽《しらは》の矢《や》が立《た》つ
多くの人の中から犠牲者として選ばれること。また、多くの人の中から特に選ばれること。

ことわざ・慣用句の問題です。□に当てはまる漢字を入れてください。

①　□は道連れ世は情け

②　早起きは□□の徳

③　国破れて□□あり

④　□□を付ける

⑤　□□の恥

⑥　光陰□の如し

⑦　□□多くして船山に登る

⑧　怠け者の□□働き

①**旅《たび》は道《みち》連《づ》れ世《よ》は情《なさ》け**

旅は道連れのあるほうが頼もしく、世の中を渡るには、互いの思いやりが大切ということ。

②**早《はや》起《お》きは三《さん》文《もん》の徳《とく》**

早く起きれば健康に良く、何かしら良いことがあるということのたとえ。

③**国《くに》破《やぶ》れて山《さん》河《が》あり**

戦乱で国が破壊されても、山や川などの自然は昔と変わらず存在しているということ。

④**味《み》噌《そ》を付《つ》ける**

失敗して評判を落としたり、面目を失ったりすること。物事を見苦しく失敗すること。

⑤**会《かい》稽《けい》の恥《はじ》**

敗戦の恥辱。以前に受けたひどい恥のこと。『史記』にある故事から。

⑥**光《こう》陰《いん》矢《や》の如《ごと》し**

月日の経つのは矢のように、とても早いということのたとえ。

⑦**船《せん》頭《どう》多《おお》くして船《ふな》山《やま》に登《のぼ》る**

指図する人が多すぎると、かえって統率がとれず、意に反したほうに進むことのたとえ。

⑧**怠《なま》け者《もの》の節《せっ》句《く》働《ばたら》き**

普段怠けている者に限って、皆が休むときに1人だけ働くものだということ。

ことわざ・慣用句の問題です。□に当てはまる漢字を入れてください。

① 酒は百薬の□

② 尻□に乗る

③ 江戸の仇を□□で討つ

④ 同じ穴の□

⑤ □□に履を納れず

⑥ □□危うきに近寄らず

⑦ □の一声

⑧ 月夜に□を抜かれる

① 酒《さけ》は百薬《ひゃくやく》の長《ちょう》

酒は緊張をほぐしたり気分を良くしたりするため、適量の酒は薬にも勝るということ。

② 尻馬《しりうま》に乗《の》る

よく考えずに他人の言動に同調して、軽はずみな行動をすること。

③ 江戸《えど》の仇《かたき》を長崎《ながさき》で討《う》つ

意外な所や筋違いなことで、以前受けた恨みの仕返しをすることのたとえ。

④ 同《おな》じ穴《あな》の狢《むじな》

一見無関係のようにみえて、実は同類・仲間であることのたとえ。多くは悪者についていう。

⑤ 瓜田《かでん》に履《くつ》を納《い》れず

瓜を盗むのかと疑われるかもしれないので、人に疑われるようなことはするなということ。

⑥ 君子《くんし》危《あや》うきに近寄《ちかよ》らず

教養や徳がある者は、自分の行動を慎むので、自ら危険を冒すことはしないということ。

⑦ 鶴《つる》の一声《ひとこえ》

大勢の人の議論や意見を抑えつける、有力者・権威者の一言。

⑧ 月夜《つきよ》に釜《かま》を抜《ぬ》かれる

月の明るい夜に釜を盗まれる。非常に安心しきって、ひどく油断することのたとえ。

ことわざ・慣用句の問題です。□に当てはまる漢字を入れてください。

① 渡る□□に鬼はない

② 闇夜の□□

③ 所変われば□変わる

④ □□に鎹

⑤ 元の木□□

⑥ 庇を貸して□□を取られる

⑦ 三つ子の□百まで

⑧ 両手に□

①
渡《わた》る世間《せけん》に鬼《おに》はない

世の中は無慈悲な人ばかりでなく、困ったときに助けてくれる情け深い人もいるということ。

②
闇夜《やみよ》の鉄砲《てっぽう》

暗闇で鉄砲を撃つ。転じて、目標の定まらないこと。やっても効果のないこと。

③
所《ところ》変《か》われば品《しな》変《か》わる

土地ごとに習慣や風俗は異なり、同じ品物でも土地によって、名称や用途は変わるということ。

④
豆腐《とうふ》に鎹《かすがい》

いくら意見をしても手応えがなく、効き目がないこと。

⑤
元《もと》の木《もく》阿弥《あみ》

一時うまくいっていた物事が、元の状態に戻ってしまうこと。

⑥
庇《ひさし》を貸《か》して母屋《おもや》を取《と》られる

一部を貸したばかりに、しまいにはすべてを奪われること。恩を仇で返されること。

⑦
三《み》つ子《ご》の魂《たましい》百《ひゃく》まで

幼い頃の性格というのは、歳をとっても変わらないということ。

⑧
両手《りょうて》に花《はな》

よいものを2つ同時に手に入れることのたとえ。また、1人の男性が2人の女性を伴うこと。

少し難しい四字熟語の問題です。読みを答えてください。

① 浅学非才

② 奮励努力

③ 巧遅拙速

④ 薄志弱行

⑤ 放歌高吟

⑥ 隠忍自重

⑦ 冷汗三斗

⑧ 春愁秋思

⑨ 暖衣飽食

⑩ 読書尚友

⑪ 賢明愚昧

⑫ 簡潔明瞭

⑬ 閑雲野鶴

⑭ 刹那主義

⑮ 一筆勾消

⑯ 合従連衡

①せんがくひさい
学問や知識が浅く、才能に欠けること。謙遜として使う語。

②ふんれいどりょく
目標に向かって気力を奮い起こし、励むこと。

③こうちせっそく
良いものを遅く作るよりも、下手でも速いほうがいいということ。

④はくしじゃっこう
意志が弱く、行動力に乏しいこと。決断力に欠けること。

⑤ほうかこうぎん
周りを気にせず声を張り上げ、詩歌をうたうこと。

⑥いんにんじちょう
怒りや苦しみなどをじっとこらえて、軽々しい行いを慎むこと。

⑦れいかんさんと
強い恐怖心や恥ずかしさのために、冷や汗をかくこと。

⑧しゅんしゅうしゅうし
よい気候のときに、急に気がふさいだり寂しくなったりすること。

⑨だんいほうしょく
衣食に何の不足もない生活のこと。十分に恵まれた生活。

⑩どくしょしょうゆう
書物を読むことで、昔の賢人を友とすること。

⑪けんめいぐまい
賢く道理に通ずることと、愚かで道理に暗いことの意。

⑫かんけつめいりょう
分かりやすく、はっきりとしているさま。

⑬かんうんやかく
世俗を離れ、自由にのんびりと暮らすことのたとえ。

⑭せつなしゅぎ
現在の瞬間を生きることに、全力を尽くすという考え。

⑮いっぴつこうしょう
すべてを取り消すこと。「勾消」とは線を引いて消すこと。

⑯がっしょうれんこう
状況や利害に応じて、結びついたり離れたりするさま。

少し難しい四字熟語の問題です。読みを答えてください。

①迅速果敢

②雅俗折衷

③詩歌管弦

④七難八苦

⑤斬新奇抜

⑥唯唯諾諾

⑦雨露霜雪

⑧気炎万丈

⑨柳緑花紅

⑩東奔西走

⑪和魂漢才

⑫妖怪変化

⑬傲岸不遜

⑭念仏三昧

⑮六根清浄

⑯奇怪千万

① **じんそくかかん**
すぐ決断し、迷わず行動すること。速やかで決断力があるさま。

② **がぞくせっちゅう**
風雅なものと卑俗なものを使うこと。文語体と口語体を交ぜた文。

③ **しいかかんげん**
詩歌を吟じ、楽器を奏でること。広く文学・音楽のことをさす。

④ **しちなんはっく**
いろいろな災害、苦しみのこと。多くの苦難が重なること。

⑤ **ざんしんきばつ**
物事の着想が独自で、類をみないほど新しいこと。

⑥ **いいだくだく**
事の良しあしに関わらず従うさま。他人の言いなりになるさま。

⑦ **うろそうせつ**
多様な気象の変化のこと。また、人生のさまざまな困難のたとえ。

⑧ **きえんばんじょう**
意気込みが盛んなこと。特に、意気盛んな談論についていう。

⑨ **りゅうりょくかこう**
人が手を加えていない、自然のままの美しさのこと。

⑩ **とうほんせいそう**
仕事や用事のため、東へ西へと忙しく走り回ること。

⑪ **わこんかんさい**
日本固有の精神と中国伝来の学問のこと。その両者が合すること。

⑫ **ようかいへんげ**
人知を超えた、不思議な現象や化け物。

⑬ **ごうがんふそん**
おごりたかぶって、人を見下すさま。謙虚さのないこと。

⑭ **ねんぶつざんまい**
仏教で、心を静かにして、ただ一心に仏を思い浮かべること。

⑮ **ろっこんしょうじょう**
功徳によって、人間にそなわった六根を清らかにすること。

⑯ **きかいせんばん**
非常に奇怪なさま。また、ひどく礼儀や道理にはずれていること。

少し難しい四字熟語の問題です。読みを答えてください。

① 質実剛健

② 博学多才

③ 是非曲直

④ 一騎当千

⑤ 右往左往

⑥ 既成事実

⑦ 万邦無比

⑧ 雄大豪壮

⑨ 天涯孤独

⑩ 意気沮喪

⑪ 風霜高潔

⑫ 空中楼閣

⑬ 画蛇添足

⑭ 鼓舞激励

⑮ 無理算段

⑯ 雪案蛍窓

①しつじつごうけん
真面目で飾り気がなく、心身ともに強くたくましいさま。

②はくがくたさい
博識で、多くの分野の才能を持っていること。

③ぜひきょくちょく
物事の良いことと悪いこと、間違っていることと正しいこと。

④いっきとうせん
優れた能力の持ち主。人並みはずれた能力や経験などのたとえ。

⑤うおうさおう
慌てふためいて、あっちへ行ったり、こっちへ来たりすること。

⑥きせいじじつ
すでに起こっていて、承認すべき事柄。承認が当然とされる事実。

⑦ばんぽうむひ
あらゆる国の中で、比べられるものがいないほど優れていること。

⑧ゆうだいごうそう
雄々しくて、規模が大きいさま。盛んで立派なさま。

⑨てんがいこどく
身寄りがなく、独りぼっちで暮らすさま。

⑩いきそそう
意気込みや元気がくじけ、気落ちすること。意気消沈。

⑪ふうそうこうけつ
清らかに澄みきった、秋の景色のこと。

⑫くうちゅうろうかく
根拠のない事柄。もともとは蜃気楼をさす。

⑬がだてんそく
不必要なものをつけ足すこと。無用なもののたとえ。

⑭こぶげきれい
人を大いに励まし奮い立たせ、元気づけること。

⑮むりさんだん
苦しいなかでやりくりをして、物事や金銭の都合をつけること。

⑯せつあんけいそう
苦労して勉学に励むことのたとえ。

少し難しい四字熟語の問題です。読みを答えてください。

① 匹夫匹婦	② 他人行儀	③ 多恨多情	④ 変幻自在
⑤ 一病息災	⑥ 父子相伝	⑦ 佳人薄命	⑧ 人面獣心
⑨ 旗鼓堂堂	⑩ 挙措進退	⑪ 士魂商才	⑫ 四散五裂
⑬ 未練未酌	⑭ 冠履倒易	⑮ 群竜無首	⑯ 含笑入地

① **ひっぷひっぷ**
身分の低い男と女。道理をわきまえない、平凡なつまらぬ者。

② **たにんぎょうぎ**
親しい間柄なのに、他人に対するように打ち解けないさま。

③ **たこんたじょう**
感じやすいために、恨みや悔いの気持ちが多いこと。

④ **へんげんじざい**
自由自在に姿を変えて、現れたり消えたりするさま。

⑤ **いちびょうそくさい**
一つぐらい持病があるほうが、健康に気遣い長生きするということ。

⑥ **ふしそうでん**
技芸や学問などの奥義を、父から子へ代々伝えていくこと。

⑦ **かじんはくめい**
美人は数奇な運命にあって、不幸になることが多いということ。

⑧ **じんめんじゅうしん**
恩義や人情を知らない者、冷酷非情な者のたとえ。人でなし。

⑨ **きこどうどう**
組織が整然として立派で、勢いや威厳のあるさま。

⑩ **きょそしんたい**
日常の立ち居振る舞いのこと。身の処し方をいう。

⑪ **しこんしょうさい**
武士の精神と商人としての才能とを併せもつこと。

⑫ **しさんごれつ**
ばらばらに分裂すること。統一感のないさま。

⑬ **みれんみしゃく**
相手の事情を理解できないことが、あきらめきれず心残りなこと。

⑭ **かんりとうえき**
人の地位や立場、物事の価値などの秩序が乱れているさま。

⑮ **ぐんりょう（りゅう）むしゅ**
人材はいるが、統率する人がおらず、物事がうまくいかないこと。

⑯ **がんしょうにゅうち**
思い残すことや悔いがなく、心穏やかに死ぬこと。

第4章

漢字で遊ぼう！
パズル編

全147問

第4章は、漢字を使った、さまざまなパズルをお楽しみください。漢字の知識だけでなく、あなた自身のヒラメキやカンも大いに活用してください。これらのパズルは、固くなってしまった頭をほぐすのにも効果的です。ゆる～く、リラックスして取り組んでみましょう。

漢字実力レベル診断

何問正解できたか採点して、自分の実力をチェックしてみましょう。

100問正解：博　士レベル

80問正解：秀　才レベル

60問正解：一般人レベル

対義語・類義語の問題です。□に当てはまる漢字を入れてください。

対義語

①膨張⇔□縮

②開始⇔終□

③自慢⇔□下

④郊外⇔□心

⑤保守⇔□新

⑥創造⇔模□

⑦奇数⇔□数

⑧邪悪⇔□良

類義語

⑨団結－結□

⑩了解－納□

⑪決意－□悟

⑫高慢－□大

⑬憂慮－心□

⑭形見－□品

⑮邪魔－□害

⑯突如－□意

対義語

①膨張⇔**収**縮

②開始⇔終**了**

③自慢⇔**卑**下

④郊外⇔**都**心

⑤保守⇔**革**新

⑥創造⇔模**倣**

⑦奇数⇔**偶**数

⑧邪悪⇔**善**良

類義語

⑨団結－結**束**

⑩了解－納**得**

⑪決意－**覚**悟

⑫高慢－**尊**大

⑬憂慮－心**配**

⑭形見－**遺**品

⑮邪魔－**妨**害

⑯突如－**不**意

対義語・類義語の問題です。□に当てはまる漢字を入れてください。

対義語

①生産⇔□費

②例外⇔□則

③温和⇔粗□

④難解⇔平□

⑤直面⇔回□

⑥廃止⇔□続

⑦飢餓⇔□食

⑧寡黙⇔□弁

類義語

⑨感心－敬□

⑩両者－双□

⑪傾向－風□

⑫再生－□活

⑬洪水－□濫

⑭基地－拠□

⑮漂泊－□浪

⑯湯船－□槽

対義語

①生産⇔消費
②例外⇔原則
③温和⇔粗暴
④難解⇔平易
⑤直面⇔回避
⑥廃止⇔存続
⑦飢餓⇔飽食
⑧寡黙⇔多弁

類義語

⑨感心－敬服
⑩両者－双方
⑪傾向－風潮
⑫再生－復活
⑬洪水－氾濫
⑭基地－拠点
⑮漂泊－流浪
⑯湯船－浴槽

同音異義語の問題です。同じ読みの漢字を線でつないでください。

① 高騰・	・下弦
② 惨禍・	・阻害
③ 奥州・	・洗浄
④ 落款・	・讃歌
⑤ 酷似・	・口頭
⑥ 寡言・	・押収
⑦ 疎外・	・国字
⑧ 煽情・	・楽観
⑨ 廓清・	・官吏
⑩ 淋漓・	・放送
⑪ 監理・	・感性
⑫ 省庁・	・卵管
⑬ 蜻蛉・	・象徴
⑭ 疱瘡・	・覚醒
⑮ 喚声・	・倫理
⑯ 欄干・	・政令

① 高騰《こうとう》	下弦
② 惨禍《さんか》	阻害
③ 奥州《おうしゅう》	洗浄
④ 落款《らっかん》	讃歌
⑤ 酷似《こくじ》	口頭
⑥ 寡言《かげん》	押収
⑦ 疎外《そがい》	国字
⑧ 煽情《せんじょう》	楽観

⑨ 廓清《かくせい》	官吏
⑩ 淋漓《りんり》	放送
⑪ 監理《かんり》	感性
⑫ 省庁《しょうちょう》	卵管
⑬ 蜻蛉《せいれい》	象徴
⑭ 疱瘡《ほうそう》	覚醒
⑮ 喚声《かんせい》	倫理
⑯ 欄干《らんかん》	政令

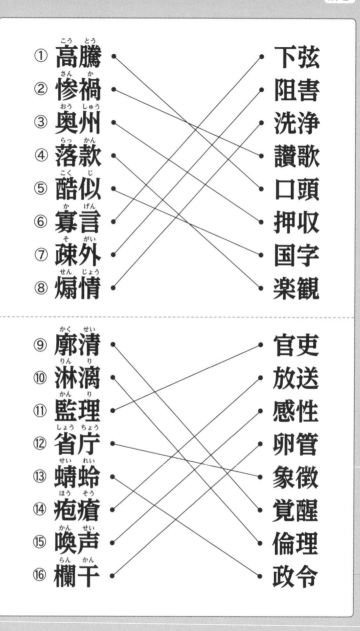

同音異義語の問題です。同じ読みの漢字を線でつないでください。

① 尚泰・	・旅愁
② 陽転・	・調整
③ 顛倒・	・要点
④ 騰貴・	・突起
⑤ 長逝・	・原典
⑥ 特記・	・正体
⑦ 減点・	・陶器
⑧ 虜囚・	・点灯

⑨ 税所・	・再考
⑩ 後妻・	・心筋
⑪ 廉吏・	・最初
⑫ 筌蹄・	・玩具
⑬ 庁宣・	・連理
⑭ 宸襟・	・船艇
⑮ 菜羹・	・五彩
⑯ 頑愚・	・挑戦

① 尚《しょう》泰《たい》 ― 正体

② 陽《よう》転《てん》 ― 要点

③ 顛《てん》倒《とう》 ― 点灯

④ 騰《とう》貴《き》 ― 陶器

⑤ 長《ちょう》逝《せい》 ― 調整

⑥ 特《とっ》記《き》 ― 突起

⑦ 減《げん》点《てん》 ― 原典

⑧ 虜《りょ》囚《しゅう》 ― 旅愁

⑨ 税《さい》所《しょ》 ― 最初

⑩ 後《ご》妻《さい》 ― 五彩

⑪ 廉《れん》吏《り》 ― 連理

⑫ 筌《せん》蹄《てい》 ― 船艇

⑬ 庁《ちょう》宣《せん》 ― 挑戦

⑭ 宸《しん》襟《きん》 ― 心筋

⑮ 菜《さい》羹《こう》 ― 再考

⑯ 頑《がん》愚《ぐ》 ― 玩具

矢印の方向に読むと熟語になるように、漢字一字を入れてください。

①
修　　実
↘　↙
□
↙　↘
動　　方

②
利　　陰
↘　↙
□
↙　↘
数　　伝

③
磁　　流
↘　↙
□
↙　↘
頭　　像

④
小　　出
↘　↙
□
↙　↘
事　　傷

⑤
黄　　罰
↘　↙
□
↙　↘
目　　剛

⑥
樹　　雲
↘　↙
□
↙　↘
女　　原

⑦
大　　納
↘　↙
□
↙　↘
乳　　粒

⑧
日　　平
↘　↙
□
↙　↘
尚　　解

⑨
山　　戦
↘　↙
□
↙　↘
両　　座

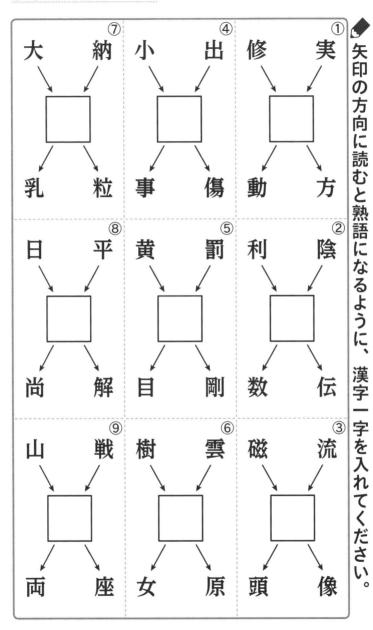

①

実《じっこう》 修《しゅぎょう》

行

方《ゆくえ》 動《こうどう》

②

陰《かげぐち》 利《りこう》

口

伝《くでん》 数《くちかず》

③

流《さすが》 磁《じしゃく》

石

像《せきぞう》 頭《いしあたま》

④

出《しゅっか》 小《ぼや》

火

傷《やけど》 事《かじ》

⑤

罰《ばっきん》 黄《おうごん》

金

剛《こんごう》 目《かねめ》

⑥

雲《うんかい》 樹《じゅかい》

海

原《うなばら》 女《あま》

⑦

納《なっとう》 大《だいず》

豆

粒《まめつぶ》 乳《とうにゅう》

⑧

平《へいわ》 日《ひより》

和

解《わかい》 尚《おしょう》

⑨

戦《せんしゃ》 山《だし》

車

座《くるまざ》 両《しゃりょう》

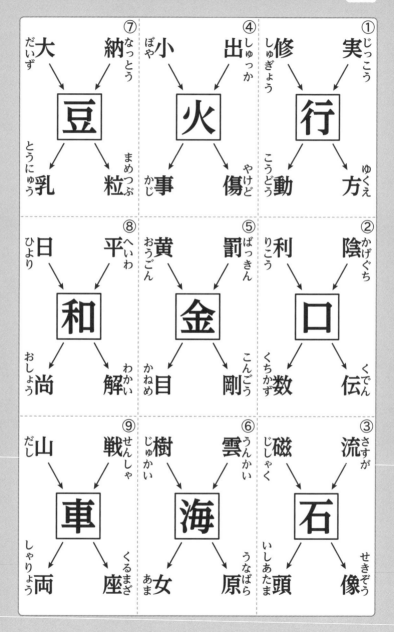

矢印の方向に読むと熟語になるように、漢字一字を入れてください。

①
金　当
□
計　差

②
雑　煮
□
拓　屋

③
粗　岩
□
酸　梅

④
海　四
□
見　曜

⑤
油　御
□
螺　舎

⑥
直　川
□
降　校

⑦
出　客
□
首　足

⑧
街　頭
□
度　笛

⑨
神　離
□
司　様

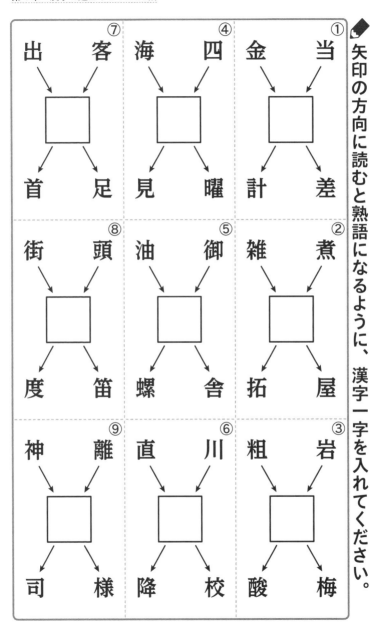

①
当《とうじ》 → 時
金《きんとき》 → 時
時 → 計《とけい》
時 → 差《じさ》

②
煮《にざかな》 → 魚
雑《ざこ》 → 魚
魚 → 拓《ぎょたく》
魚 → 屋《さかなや》

③
岩《がんえん》 → 塩
粗《あらじお》 → 塩
塩 → 酸《えんさん》
塩 → 梅《あんばい》

④
四《しがつ》 → 月
海《くらげ》 → 月
月 → 見《つきみ》
月 → 曜《げつよう》

⑤
御《おでん》 → 田
油《ゆでん》 → 田
田 → 螺《たにし》
田 → 舎《いなか》

⑥
川《かわしも》 → 下
直《ちょっか》 → 下
下 → 降《かこう》
下 → 校《げこう》

⑦
客《きゃくせん》 → 船
出《でふね》 → 船
船 → 首《せんしゅ》
船 → 足《ふなあし》

⑧
頭《とうかく》 → 角
街《まちかど》 → 角
角 → 度《かくど》
角 → 笛《つのぶえ》

⑨
離《りきゅう》 → 宮
神《じんぐう》 → 宮
宮 → 司《ぐうじ》
宮 → 様《みやさま》

漢字の一部が見えています。それぞれの二字熟語を答えてください。

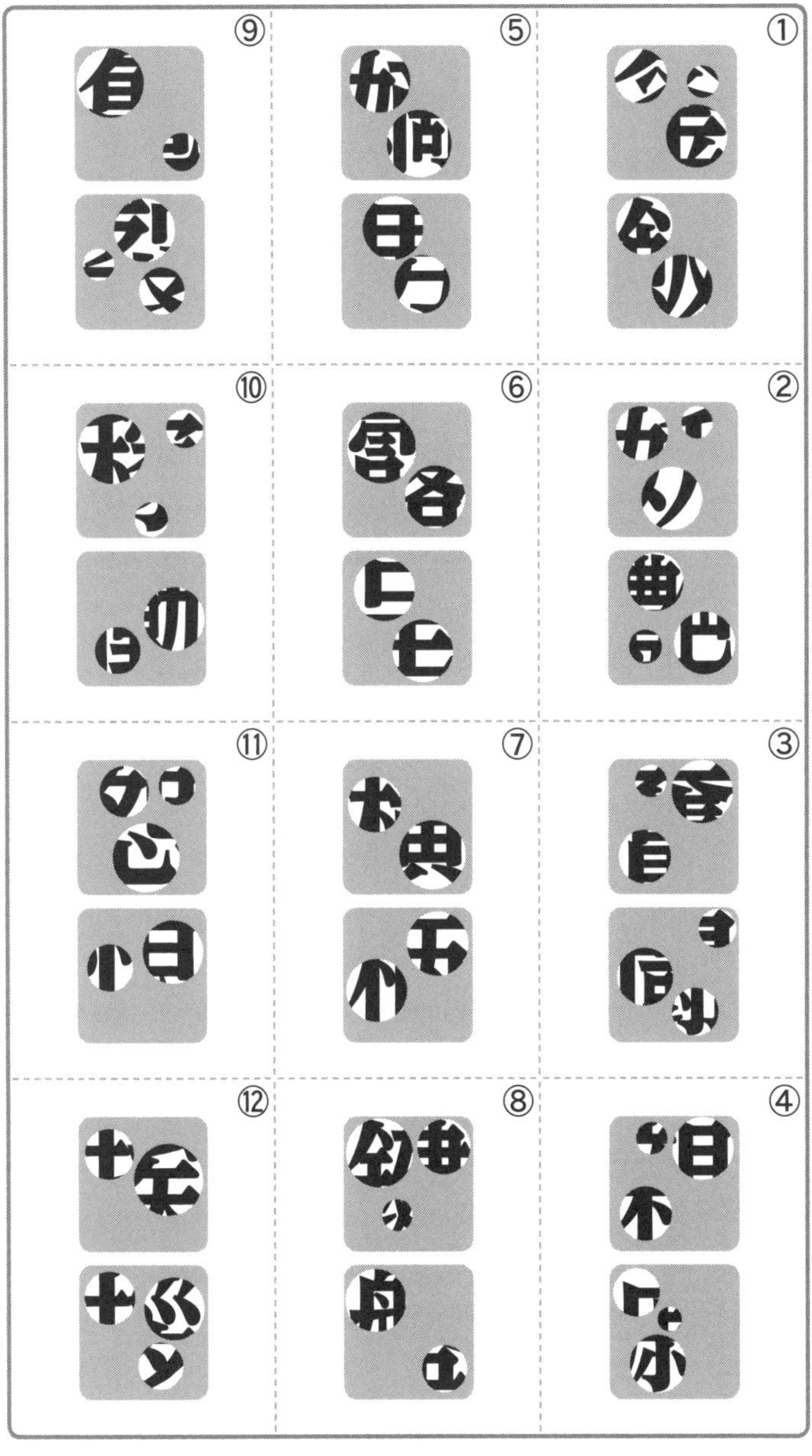

① 釜飯《かまめし》

小さい一人前の釜で炊いてそのまま供する、具入りの味付けご飯。

② 妖艶《ようえん》

あやしいほどに、なまめかしく美しいようす。

③ 奮闘《ふんとう》

勇気をふるって、戦うこと。懸命に努力すること。

④ 親戚《しんせき》

血縁や結婚によって、結びつきのある人々。親類。

⑤ 嫡男《ちゃくなん》

嫡出の長男。歴史的にみて、跡継ぎとしての意味がある。

⑥ 露呈《ろてい》

隠れていた事柄があらわになること。また、さらけ出すこと。

⑦ 横柄《おうへい》

他人を見下したような、偉そうな態度をとるさま。

⑧ 鍵盤《けんばん》

ピアノやタイプライターの、指で叩いたりして動かす板状の部分。

⑨ 亀裂《きれつ》

ひび割れ。裂け目。人間関係などにも用いられる。

⑩ 稼働《かどう》

仕事をすること。また、機械を動かすこと。

⑪ 怨恨《えんこん》

うらみ。不満や憎しみをもつ気持ち。「怨恨による殺人」。

⑫ 挨拶《あいさつ》

人間関係を円滑に運ぶための、儀礼的な言葉や動作。

漢字の一部が見えています。それぞれの三字熟語を答えてください。

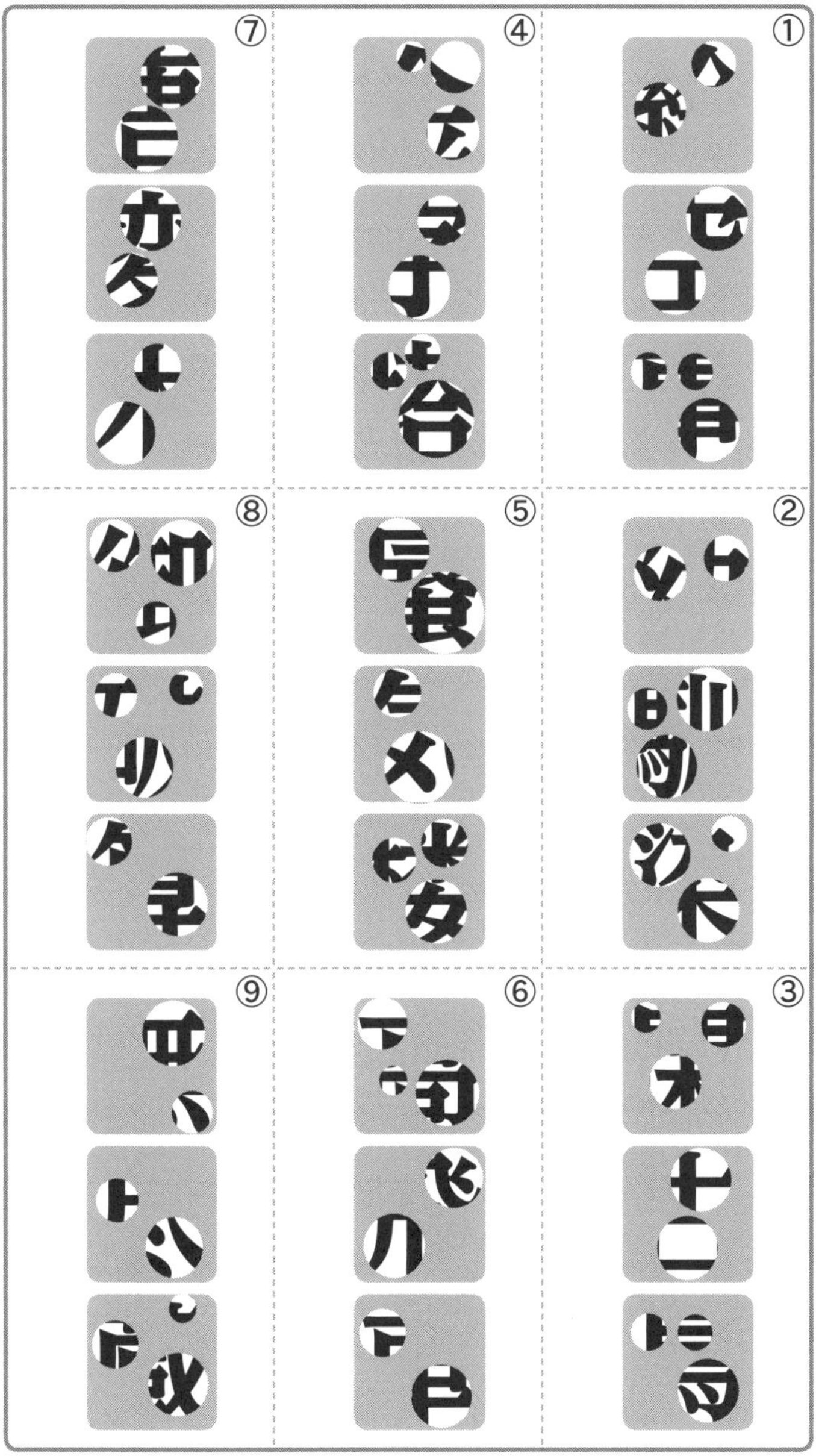

①
絵空事《えそらごと》
絵に描かれたことのように、現実にありそうもないこと。

②
幼馴染《おさななじみ》
子どものころから親しくしていた人。

③
閑古鳥《かんこどり》
カッコウの別名。慣用句として「閑古鳥が鳴く」がある。

④
金字塔《きんじとう》
金の字の形からピラミッドをさす。転じて、不朽の業績。

⑤
蜃気楼《しんきろう》
大気内の光の屈折により、ものがずれて見えたりする現象。

⑥
高飛車《たかびしゃ》
将棋で、飛車を進める戦法。転じて、高圧的なさま。

⑦
唐変木《とうへんぼく》
気の利かない人や、物分かりの悪い人。罵《ののし》りに使われる。

⑧
御破算《ごはさん》
そろばん玉をゼロの状態にする。また、白紙にすること。

⑨
無尽蔵《むじんぞう》
いくらとっても、なくならないこと。また、そのさま。

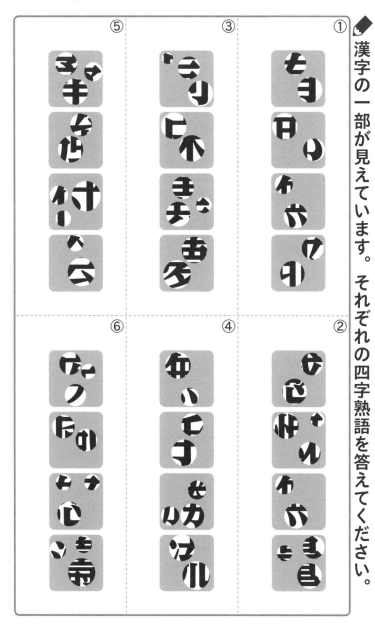

漢字の一部が見えています。それぞれの四字熟語を答えてください。

①

②

③

④

⑤

⑥

①
有耶無耶《うやむや》
あるかないか。物事がどうなのか、はっきりしないこと。また、そのさま。

②
感慨無量《かんがいむりょう》
計り知れないほど、身にしみて感じること。また、そのさま。感無量。

③
同床異夢《どうしょういむ》
同じ床に枕を並べても、異なる夢をみること。転じて、行動をともにしつつ、考え方が違うこと。

④
無手勝流《むてかつりゅう》
戦わずに相手に勝つこと。武器を使わず相手に勝つこと。

⑤
牽強付会《けんきょうふかい》
道理に合わないことを、自分に都合のいいように、無理にこじつけること。

⑥
疾風怒濤《しっぷうどとう》
激しく吹く風と、激しく打ち寄せる大波。ドイツ語の「シュトルム・ウント・ドラング」の訳。

リストの漢字を使って、熟語のしりとりを作ってください。

① 国　□□□□□□　島

リスト　度　子　限　宝　際　量

② 歓　□□□□□□　手

リスト　様　高　相　殿　声　貴

③ 寒　□□□□□□　苗

リスト　性　菜　女　種　天　根

④ 書　□□□□□□　当

リスト　元　出　火　家　発　日

⑤ 言　□□□□□□　札

リスト　源　桃　名　桜　氏　葉

⑥ 短　□□□□□□　覚

リスト　前　目　白　大　色　科

	こくさい		げんど		りょうし		たからじま	
①	国	際	限	度	量	子	宝	島
		さいげん		どりょう		こだから		
	かんせい		こうき		とのさま		あいて	
②	歓	声	高	貴	殿	様	相	手
		こわだか		きでん		ようそう		
	かんてん		じょせい		こんさい		しゅびょう	
③	寒	天	女	性	根	菜	種	苗
		てんにょ		しょうね		なたね		
	しょか		しゅっぱつ		ひもと		にっとう	
④	書	家	出	発	火	元	日	当
		いえで		はっか		がんじつ		
	ことば		おうとう		げんじ		なふだ	
⑤	言	葉	桜	桃	源	氏	名	札
		はざくら		とうげん		しめい		
	たんだい		もくぜん		せりふ		しきかく	
⑥	短	大	目	前	科	白	色	覚
		おおめ		ぜんか		はくしょく		

リストの漢字を使って、熟語のしりとりを作ってください。

① 網□□□□□□生
リスト 学 表 側 蘭 代 室

② 愛□□□□□□事
リスト 器 吹 奏 物 楽 息

③ 頭□□□□□□録
リスト 城 歯 目 跡 金 牙

④ 秒□□□□□□速
リスト 火 口 山 陰 急 針

⑤ 水□□□□□□次
リスト 戸 主 席 客 井 筒

⑥ 阿□□□□□□音
リスト 童 声 運 歌 漕 河

① 網代表側室蘭学生

あじろ だいひょう おもてがわ そくしつ むろらん らんがく がくせい

② 愛息吹奏楽器物事

あいそく いぶき すいそう そうがく がっき きぶつ ものごと

③ 頭金歯牙城跡目録

あたまきん きんば しが がじょう じょうせき あとめ もくろく

④ 秒針山陰口火急速

びょうしん はりやま さんいん かげぐち くちび かきゅう きゅうそく

⑤ 水筒井戸主客席次

すいとう つつい いど こしゅ しゅかく きゃくせき せきじ

⑥ 阿漕運河童歌声音

あこぎ そううん うんが かっぱ わらべうた うたごえ こわね

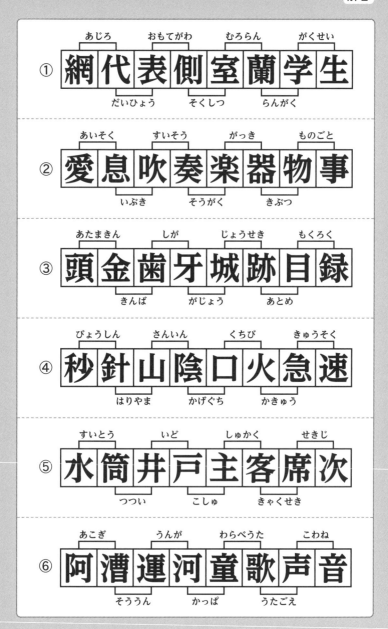

分解された二字熟語を、元の熟語に戻してください。

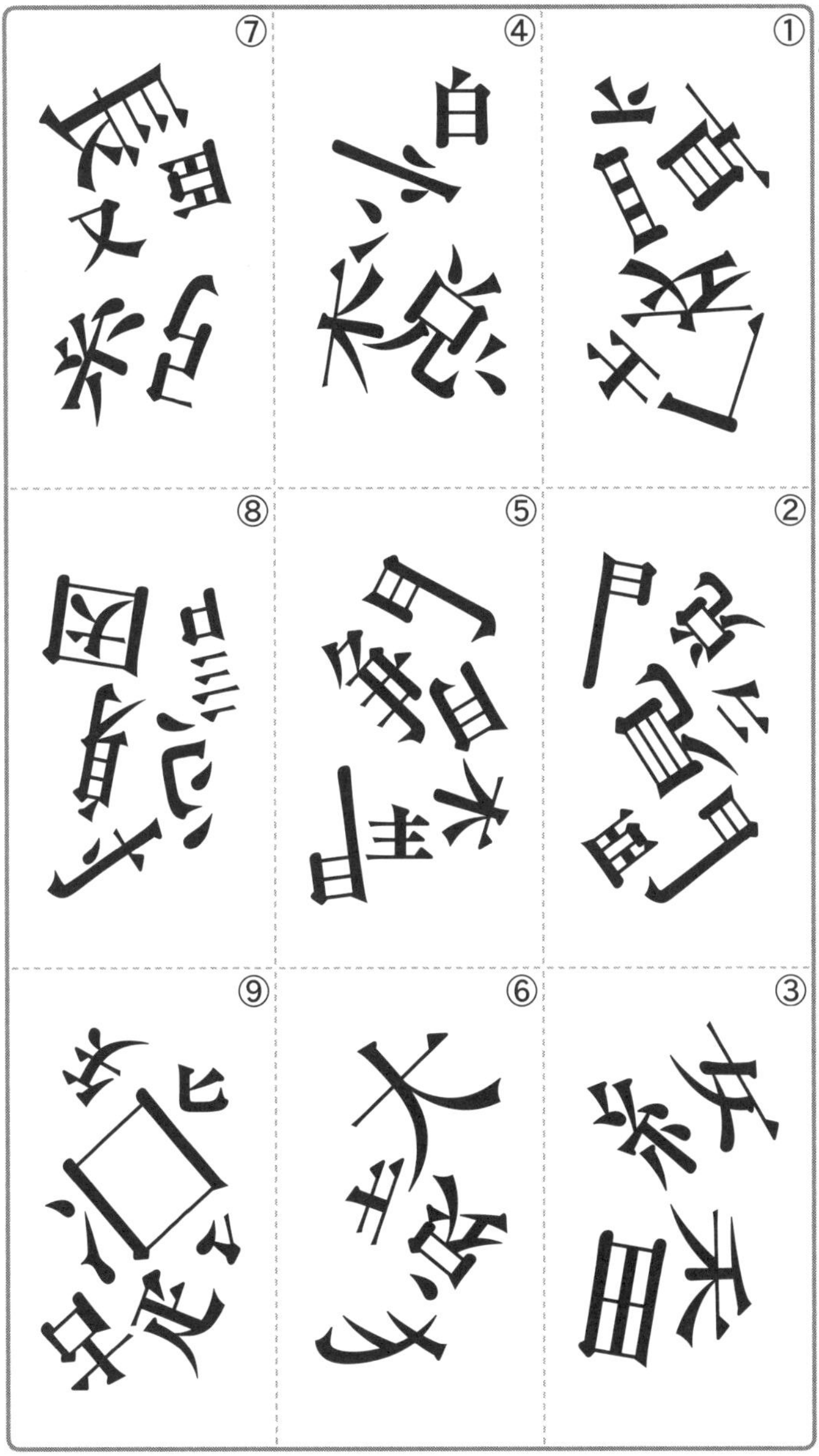

①
装置《そうち》
一定の機能を持った機械などのひとまとまり。また目的に合わせて備え付けること。

②
閲覧《えつらん》
書物の内容を調べながら読むこと。また、図書館外に持ち出さずに資料を読むこと。

③
委細《いさい》
細かく詳しい事情。詳細。副詞的に用いて、細かいことまですべて。万事。

④
悦楽《えつらく》
喜びを得て楽しむこと。心から満足して、喜びの気持ちで満たされること。

⑤
閑静《かんせい》
土地や住居などが物静かで、落ち着いたさま。ひっそりとしているさま。

⑥
犬猿《けんえん》
互いが互いのことを嫌い、関係が非常に険悪であること。仲が悪いもののたとえ。

⑦
緊張《きんちょう》
慣れない物事に直面し、心や気分が引き締まり、体をかたくすること。緩みのないこと。

⑧
謝恩《しゃおん》
受けた恩に対しての感謝の気持ち。また、その気持ちを表すこと。礼を述べること。

⑨
凝固《ぎょうこ》
物体が液体から固体になるプロセスのこと。その現象が起こる温度を凝固点という。

分解された二字熟語を、元の熟語に戻してください。

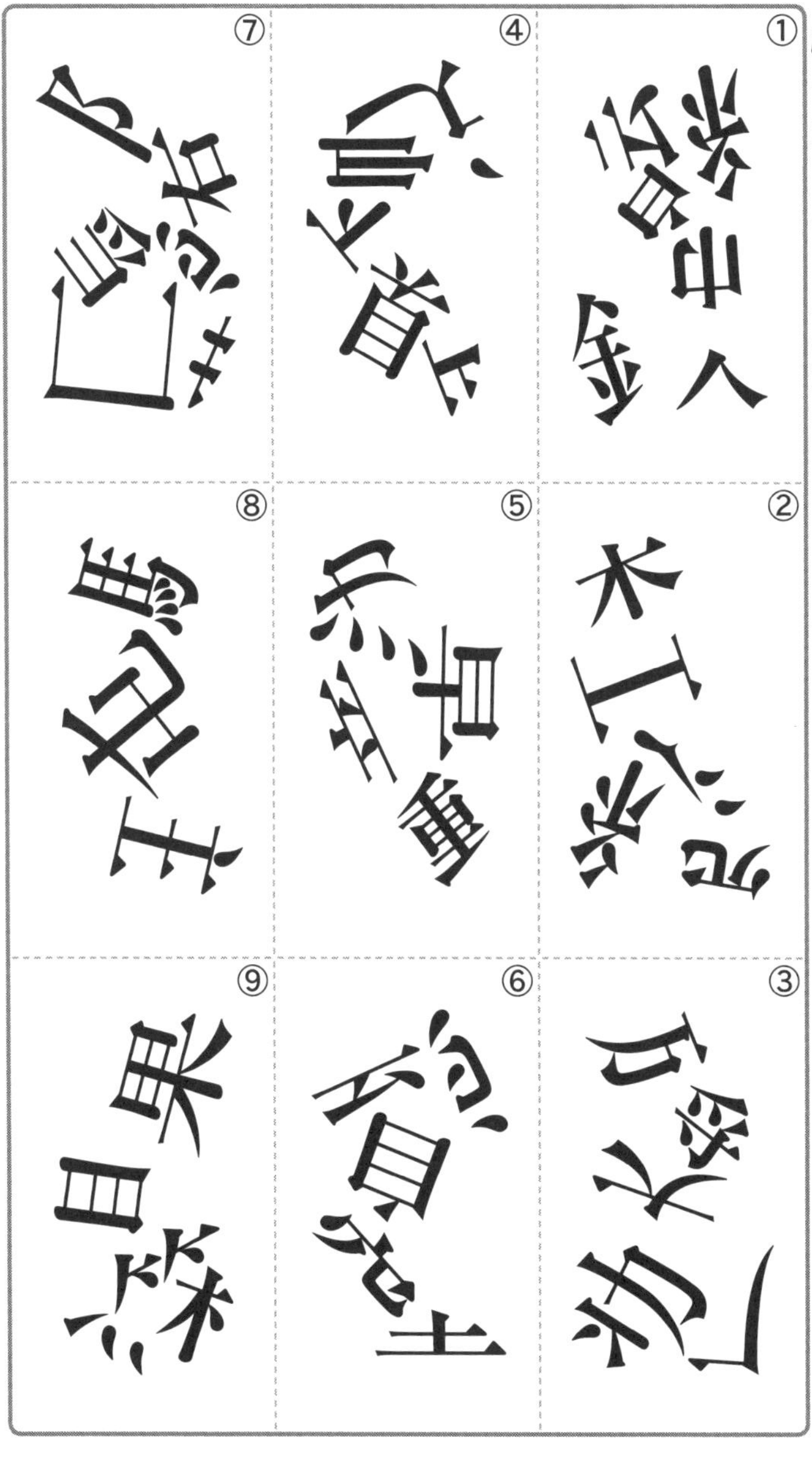

①
錦絵《にしきえ》
江戸時代に確立した絵画のジャンル。当時の人々の生活や風物、日常を描いた。

②
深紅《しんく》
色の一種で、深みがある真っ赤な紅色のこと。「こきくれない」「こきべに」とも読む。

③
奨励《しょうれい》
ある事柄を良いことであると高く評価して、それをするよう強く人に勧めること。

④
峠道《とうげみち》
山脈の中で、周りの頂上より低い地形の場所のこと。山道。切り通し。

⑤
勲章《くんしょう》
国家などが個人に対して功績や実績を表彰するために与える栄典。章飾。

⑥
窒息《ちっそく》
呼吸ができなくなること。血液中の酸素が減り、二酸化炭素濃度が上昇した状態。

⑦
隠匿《いんとく》
隠してはいけないものを包み隠すこと。人目に触れないよう秘密にし続けること。

⑧
駐屯《ちゅうとん》
軍隊がある土地にとどまること。また駐屯地とは、陸軍が駐在する軍事基地のこと。

⑨
巣箱《すばこ》
動物が巣をつくるための箱。昆虫・小動物用など、さまざまに製作・利用されている。

12個の漢字を組み合わせて、４つの三字熟語を作ってください。

①

春　冬　時
間　日　一
和　番　夏
将　秋　軍

②

議　挙　治
政　立　代
補　士　戦
選　候　家

③

歳　様　起
氏　五　飴
縁　物　三
神　七　千

④

万　人　月
錐　五　旗
雨　国　三
角　針　千

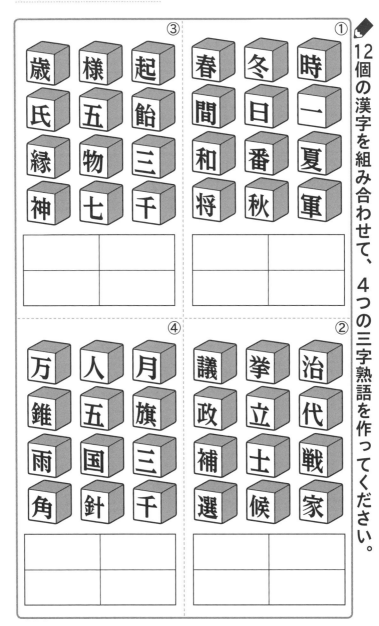

①

春一番《はるいちばん》
立春から春分までの間に、最初に吹く強い南寄りの風のこと。

夏時間《なつじかん》
夏季に期日を限って、日中の時間を進める方法。サマータイム。

秋日和《あきびより》
秋の、よく晴れて、さわやかな天気のこと。

冬将軍《ふゆしょうぐん》
冬の厳しい寒さを、擬人化した言葉。

②

政治家《せいじか》
職業として、政治に携わる人々のこと。

選挙戦《せんきょせん》
選挙に当選するため、候補者同士が激しく争うこと。

代議士《だいぎし》
国民から選ばれ、国民を代表して国政を議する人。衆議院議員。

立候補《りっこうほ》
選挙の際、被選挙権を持つ人が、候補者として届け出ること。

③

氏神様《うじがみさま》
住んでいる土地の人々を守護する神様。産土《うぶすな》神《がみ》、鎮守神《ちんじゅがみ》など。

縁起物《えんぎもの》
だるま、招き猫など、よいことがあるようにと祝い祈るための物。

七五三《しちごさん》
3、5、7歳の子どもの成長を祝う行事。11月15日に行う。

千歳飴《ちとせあめ》
七五三の祝いの宮参りで配る、紅白に染めた棒状の飴。

④

五月雨《さみだれ》
陰暦の5月頃に降る長雨のこと。梅雨。「さつきあめ」とも。

千人針《せんにんばり》
出征兵士のために、千人の女性が赤糸で一針ずつ縫った布のこと。

三角錐《さんかくすい》
垂直断面に三角形を持つ錐体のこと。辺6本、頂点が4つある。

万国旗《ばんこくき》
世界中の国々の国旗。「ばんこっき」とも。

12個の漢字を組み合わせて、4つの三字熟語を作ってください。

①

苫	久	賀
牧	小	岸
須	米	留
田	横	和

②

上	負	所
注	部	陸
離	距	株
目	短	勝

③

点	比	電
夢	金	白
昼	赤	黄
話	一	紅

④

醤	三	日
杯	塩	料
生	酒	油
天	理	酢

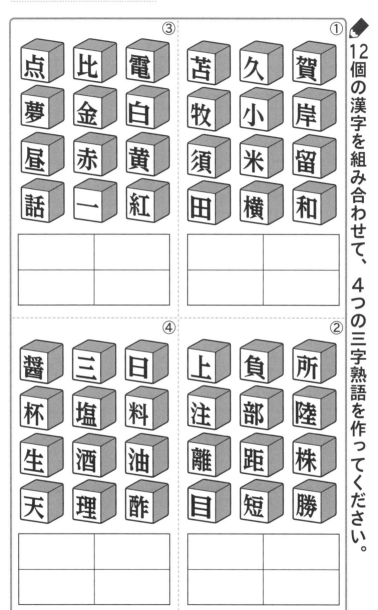

①

岸和田《きしわだ》
大阪府にある市。「岸和田だんじり祭」は全国的に有名。

苫小牧《とまこまい》
北海道の南西部、太平洋に面した市。ホッキ貝の漁獲量が日本一。

久留米《くるめ》
福岡県南部、筑後平野にある市。とんこつラーメンの発祥地。

横須賀《よこすか》
神奈川県の三浦半島にある市。人気の海軍カレーの本拠地。

②

勝負所《しょうぶどころ》
勝ち負けが決まる、大事な場面・局面のこと。

注目株《ちゅうもくかぶ》
今後、活躍や発展が予想される、人や物事のこと。

短距離《たんきょり》
短い距離。陸上競技では、短距離競走のこと。

陸上部《りくじょうぶ》
陸上競技（走る・跳ぶ・投げる）を行う部活動、クラブ活動のこと。

③

赤電話《あかでんわ》
かつて店頭などに設置された委託公衆電話の通称。色が赤かった。

紅一点《こういってん》
多くの中で、ただ一つ際立つもの。男性の中に、ただ一人の女性。

黄金比《おうごんひ》
古代ギリシャ以来、最も調和的で美しいとされた比。外中比。

白昼夢《はくちゅうむ》
真昼に夢を見ているような、非現実的な空想や幻覚。白日夢。

④

生醤油《きじょうゆ》
もろみを絞ったままで、加熱処理をしていない醤油。

天日塩《てんじつえん》
塩田と太陽熱による、天日製塩で作った食塩。「てんぴじお」とも。

三杯酢《さんばいず》
酢に醤油、砂糖、または味醂《みりん》を混ぜた合わせ酢のこと。

料理酒《りょうりしゅ》
調味料として用いる日本酒。糖類や食塩などを添加している。

第５章

読んで書いて自慢しよう！難問編

全240問

第5章では、すべてノンジャンルの読み問題、書き問題を載せています。本章には、かなり難しい問題が次々に登場します。「見たことあるけど、何だっけ？」というような言葉ばかりかもしれませんが、諦めず、腐らず、最後まで挑戦してみましょう。

漢字実力レベル診断

何問正解できたか採点して、自分の実力をチェックしてみましょう。

160問正解：博　士レベル

120問正解：秀　才レベル

80問正解：一般人レベル

小手調べ問題です。漢字の読みを答えてください。

①駱駝
②梨園
③朦朧
④鶍
※ひらがな４文字
⑤紬
⑥絆創膏
⑦迸り
⑧解れる
⑨躊躇
⑩些細
⑪石膏
⑫吃逆
※ひらがな５文字
⑬痼
⑭囁く
⑮強か
⑯米櫃

①らくだ
砂漠などの乾燥地帯に適応した家畜。主に乗用・運搬に使われる。

②りえん
演劇の世界のこと。特に歌舞伎の世界のことをさす。

③もうろう
ぼんやりとかすんで、はっきりしないさま。よく見えないさま。

④ひよどり（ひえどり）
日本の樹木のある環境に多く生息する鳥。都市部でも見られる。

⑤つむぎ
蚕の繭《まゆ》から糸を繰り出し、糸に仕上げて織った絹織物。

⑥ばんそうこう
患部や傷口の手当てに使用される衛生材料の一種。

⑦とばっちり
飛び散る水、しぶき。まきぞえ。「とばしり」「とばちり」とも。

⑧ほぐれる
もつれて固まったものが離れること。緊張・疲労がゆるむこと。

⑨ちゅうちょ
あれこれと迷って決心が定まらないこと。ためらうこと。

⑩ささい
あまり重要ではないさま。「些細なことを気にする」。

⑪せっこう
硫酸カルシウムと水からなる鉱物。無色透明または白色の結晶。

⑫しゃっくり
呼吸筋の痙攣《けいれん》により、一定間隔で特徴的な音が発生する現象。

⑬しこり
筋肉などが凝ってかたくなること。事件の後に残る気まずい気分。

⑭ささやく
小さな声で、ひそひそと話す。また、うわさをすること。

⑮したたか
強そうなさま。程度がはなはだしいさま。ひどく。たくさん。

⑯こめびつ
米を保存しておく箱。生計のもととなるもの。

小手調べ問題です。傍線部を漢字にしてください。

①こうむる

②さむえ

③いろり

④いかん
※例：――の意を表する

⑤かんばしい

⑥ぐうじ

⑦さんさろ

⑧れんげ

⑨ちょうちん

⑩たまわる

⑪まばら

⑫わいろ

⑬とうじ
※例：酒蔵の――

⑭つくろう

⑮さきもり

⑯いずこ

①被る
他人から、行為や恩恵を受ける。災いなどを身に負う。

②作務衣
元は僧侶の作業着。現在は単に部屋着として扱われることも多い。

③囲炉裏
室内に恒久的に設けられる炉の一種。薪《まき》や炭火をおこすのに使用。

④遺憾
期待したようにならず、残念に思うこと。「遺憾の意を表する」。

⑤芳しい
よい香りがする。否定語を伴うと、思わしくないさまを表す。

⑥宮司
神職や巫女《みこ》をまとめる神社の長。神職の職名の一つ。

⑦三叉路（三差路）
3本の道路が集まる交差点。道がみつまたに分かれているところ。

⑧蓮華
ハスの花のこと。または、中華料理などで使われる陶製の匙《さじ》。

⑨提灯
照明の一つ。竹ひごの骨に紙を張り、なかに蝋燭《ろうそく》を立てて用いる。

⑩賜る
「もらう」の謙譲語。いただくこと。頂戴すること。

⑪疎ら
隙間のあるさま。整わない、まとまりがないさま。

⑫賄賂
職務に関係して、法や道徳に反する形で受ける報酬。

⑬杜氏
酒造の最高責任者のこと。酒造りを行う職人集団をさす場合も。

⑭繕う
修理、修繕すること。身なりを整えたり、体裁をよくすること。

⑮防人
飛鳥時代から平安時代にかけて律令制度下で行われた軍事制度。

⑯何処
「いずく」の音が変化したもので、平安時代以降の語。どこ。

小手調べ問題です。漢字の読みを答えてください。

①
茱萸
※ひらがな2文字

②
喘息

③
孅い

④
雲母
※「き」で始まるひらがな3文字

⑤
銅鑼焼

⑥
脚気

⑦
新地
※例：建物を壊して――に

⑧
心算
※ひらがな3文字

⑨
博奕

⑩
鵞鳥

⑪
貶める

⑫
寡婦

⑬
狡猾

⑭
匿う

⑮
懊悩

⑯
噦下

① **ぐみ**
グミ科グミ属の植物。菓子のグミとは無関係のもの。

② **ぜんそく**
呼吸困難、喘鳴《ぜいめい》、咳《せき》などの呼吸器症状をきたす症候群のこと。

③ **かよわい**
ほっそりして、なよなよしたさま。たおやかで弱々しいさま。

④ **きらら**
ケイ酸塩鉱物のグループ名のこと。「うんも」ともよばれる。

⑤ **どらやき**
一般に、カステラ風の生地の間に、小倉餡を挟んだ和菓子をさす。

⑥ **かっけ**
ビタミンB_1不足で起こる疾患。かつては結核と並ぶ国民病だった。

⑦ **さらち**
手を入れていない空き地。建築物がなく、宅地に使用できる土地。

⑧ **つもり**
事前に考えていること。あらかじめ計算すること。

⑨ **ばくち**
金品をかけて勝負すること。偶然の成功を狙ってする危険な試み。

⑩ **がちょう**
野生のガンを家畜化したもの。食用、羽毛用、愛玩用に飼われる。

⑪ **おとしめる**
自分より劣ったものと軽蔑すること。さげすみ、見下すこと。

⑫ **かふ**
夫と死別・離別した後、婚姻をしていない独身の女性をさす。

⑬ **こうかつ**
ずるく悪賢いこと。また、そのさまを表す。

⑭ **かくまう**
追われている人などを、気づかれないようにこっそり隠すこと。

⑮ **おうのう**
心の奥で、悩みもだえること。そのさま。

⑯ **えんか**
口の中のものを飲み下すこと。「えんげ」とも読む。

小手調べ問題です。傍線部を漢字にしてください。

①ほうかつ

②ひつじゅひん

③ひってき

④どごう

※例：――がとびかう

⑤げねつざい

⑥こうごうしい

⑦うるしぬり

⑧かんそう　げいかい

⑨ほんろう

⑩ゆちゃく

⑪ざゆうのめい

⑫もうどうけん

⑬かっこんとう

⑭ぶんぴつえき

⑮しょうちゅう

⑯ちみつ

① **包括**
全体を一つにまとめること。大きな一つの括りとして扱うこと。

② **必需品**
なくてはならない品物。暮らしのうえで常に必要となるもの。

③ **匹敵**
能力や価値などが同程度であること。つりあうこと。

④ **怒号**
怒って、大声で叫ぶこと。風や波が荒れて激しい音を立てること。

⑤ **解熱剤**
発熱時に、熱を下げるために使われている薬剤のこと。

⑥ **神々しい**
気高くておごそかな感じがすること。神秘的で尊いこと。

⑦ **漆塗り**
器物に漆を塗り重ねること。また、漆を塗った器物のこと。

⑧ **歓送迎会**
交流会の一種。歓迎会と送別会の両方の意味をこめて行われる会。

⑨ **翻弄**
人を思いのままに扱うこと。手玉にとること。

⑩ **癒着**
本来は分離しているべきものが、くっついていること。

⑪ **座右の銘**
いつも自分の心に留めておき、戒めや励ましとする言葉。

⑫ **盲導犬**
目の不自由な人が安全に歩くために、誘導をする犬のこと。

⑬ **葛根湯**
7種の生薬が合わさった漢方薬。発汗、解熱、鎮痛作用がある。

⑭ **分泌液**
からだの腺《せん》細胞や分泌組織から分泌される液のこと。

⑮ **焼酎**
蒸留酒の一種。米焼酎、芋焼酎、泡盛などさまざまな種類がある。

⑯ **緻密**
布地や紙のきめが細かいこと。細部まで行き届いていること。

漢字の読みを答えてください。

① 揺蕩う

② 良人
※ひらがな3文字

③ 竹篦
※ひらがな3文字

④ 白虎

⑤ 感ける

⑥ 飛白
※織物に関するひらがな3文字

⑦ 鐙

⑧ 諮詢

⑨ 終夜

⑩ 鈍間

⑪ 虚仮威し

⑫ 塒

⑬ 鏢銭

⑭ 木天蓼

⑮ 香蕈

⑯ 屯
※ひらがな3文字

① **たゆたう**
ゆらゆらと揺れ動いて定まらないさま。心が動揺すること。

② **おっと**
夫婦のうち、男のほう。「男人（おひと）」の音が変化したもの。

③ **しっぺ**
仏具の一種。禅宗で、修行者を打って指導するのに用いられる。

④ **びゃっこ**
中国の伝説上の神獣、四神の一つ。西方を守護するとされている。

⑤ **かまける**
感動する。また、一つのことに気を取られ、他がおろそかになる。

⑥ **かすり**
かすれたような模様が細かく描かれた織物。またはそのような模様。

⑦ **あぶみ**
馬具の一種。乗馬で用いる。馬に乗る人が足を掛ける部分のこと。

⑧ **しじゅん**
参考として問い尋ねること。他の機関などに意見をきくこと。

⑨ **よもすがら**
一晩中。夜通し。「しゅうや」や「よすがら」とも読む。

⑩ **のろま**
動作がにぶく、気がきかないこと。また、そのような人のこと。

⑪ **こけおどし**
見せかけだけの脅し。見かけは立派だが、中身のないこと。

⑫ **ねぐら**
鳥の寝るところ。鳥の巣。また、人の泊まるところ。

⑬ **びたせん**
価値の低い、質の粗悪な銭貨のこと。悪銭。

⑭ **またたび**
マタタビ科の落葉性蔓《つる》植物。夏に白い花をつける。猫の好物。

⑮ **しいたけ**
キシメジ科の植物。シイやクヌギなどの枯れ木に生えるキノコ。

⑯ **たむろ（たむら）**
仲間や同じ職業の人々が寄り集まること。大勢が集まること。

漢字の読みを答えてください。

①垂水

②穽
※ひらがな5文字

③頑是ない

④熱
※ひらがな4文字

⑤大口魚

⑥微睡む

⑦烽火

⑧酣

⑨彼此
※ひらがな4文字

⑩沖醤蝦

⑪落魄れる

⑫際疾い

⑬口遊む

⑭出鱈目

⑮素見
※ひらがな4文字

⑯徒口

① **たるみ**
垂れ落ちる水のこと。また、滝をさす言葉としても用いられる。

② **おとしあな**
人や獣を落として捕らえるために掘った穴。他者を陥れる策略。

③ **がんぜない**
まだ幼く、善悪の区別がついていないさま。無邪気なさま。

④ **ほとぼり**
高まった感情のなごり。事件などに関する、世間の関心やうわさ。

⑤ **たら**
タラ科に属する肉食魚の総称。北半球の寒冷な海に分布している。

⑥ **まどろむ**
少しの間うとうとしたり、仮眠したりすること。寝入ること。

⑦ **のろし**
敵襲などを知らせるために、薪などを用いて高く上げる煙や火。

⑧ **たけなわ**
いちばん盛んなとき。また、盛りを過ぎてやや衰えかけたとき。

⑨ **かれこれ（あれこれ）**
いくつものことに及んだり、関わったりするさま。いろいろ。

⑩ **おきあみ**
オキアミ目の甲殻類の総称。魚類やヒゲクジラのエサとなる。

⑪ **おちぶれる**
身分や財産を失い、みじめな状態になること。零落する。

⑫ **きわどい**
もう少しで悪い状態になりそうな、すれすれの状態。

⑬ **くちずさむ**
詩や歌などを、心に浮かぶままに口にしたり歌ったりする。

⑭ **でたらめ**
根拠がないことやいい加減なことを、言ったりしたりするさま。

⑮ **ひやかし**
からかうこと。ものを買う気がないのに品定めすること。

⑯ **むだぐち（あだくち）**
必要のないおしゃべり。つまらないおしゃべり。むだごと。

漢字の読みを答えてください。

① 子生婦

② 素面

③ 嗽

④ 嬲る

⑤ 薀蓄

⑥ 猾い

⑦ 破落戸

⑧ 業突張

⑨ 泥む

⑩ 靡く

⑪ 変梃

⑫ 蛞

⑬ 彊いる

⑭ 按摩

⑮ 松陰嚢

⑯ 羆

① **こんぶ**
褐藻《かっそう》類コンブ科の海藻。マコンブ、リシリコンブなどがある。

② **しらふ**
酒気を帯びていない、ふだんの状態。また、その時の顔。

③ **うがい**
水や薬などを口に含んで、のどや口の中をすすぐこと。

④ **なぶる**
人をからかったり、ひやかしたり、おもちゃにしたりすること。

⑤ **うんちく**
十分研究して蓄えた学問、技芸などの深い知識。

⑥ **わるがしこい**
ずるくて抜け目がなく、悪いほうによく知恵がまわるさま。

⑦ **ごろつき**
一定の住所・職を持たずあちこちをうろつき、おどしを行う悪者。

⑧ **ごうつくばり**
非常に欲ばりで頑固なこと。また、そのような人やさま。

⑨ **なずむ**
足をとられて進行が滞ること。また、執着する心。

⑩ **なびく**
風や水の流れにしたがって、横にゆらめくように動くこと。

⑪ **へんてこ**
奇妙なさま。「へんちき」「へんちくりん」も同じ意味。

⑫ **おたまじゃくし**
蛙の幼生。常に、えら呼吸をしている。2～3か月で変態する。

⑬ **しいる**
無理やりさせること。「強いる」とも書く。

⑭ **あんま**
体を揉《も》んだり、擦ったり、叩いたりして、患部を治療すること。

⑮ **まつぼっくり**(まつふぐり)
松の木の実。ロシアではジャムにして食べる文化もあるらしい。

⑯ **ひぐま**
哺《ほ》乳《にゅう》綱食肉目クマ科の熊。肩が高く、長い鼻づらが特徴。

漢字の読みを答えてください。

① 相槌
② 海女
③ 迂曲
④ 聳える
⑤ 滴る
⑥ 虞犯
⑦ 都邑
⑧ 井蛙
⑨ 焚刑
⑩ 家禽
⑪ 晦
⑫ 不貞腐れる
⑬ 立女形
⑭ 駘蕩
⑮ 茫洋
⑯ 霖雨

①あいづち
相手の話に頷き、巧みに調子を合わせること。

②あま
海に潜り、貝・海藻をとる仕事をする人。男の人は「海士」と書く。

③うきょく
うねりまがること。遠回りすること。「川が迂曲する」。

④そびえる
山などが非常に高く立つこと。そそりたっている状態。

⑤したたる
水々しい鮮やかさが現れる様子。「水も滴るいい男」。

⑥ぐはん
将来、罪を犯すおそれがあるということを意味する法律用語。

⑦とゆう
人口の多いにぎやかなまち。都会。

⑧せいあ
見識の狭いことのたとえ。「井蛙大海を知らず」。

⑨ふんけい
人間を柱や杭にくくりつけ、大勢の人々が見るなか、焼き殺す刑罰。

⑩かきん
家畜として飼育される鳥のこと。鶏・あひる・七面鳥など。

⑪つごもり
月の最後の日。みそか。「月隠《つきごも》り」ともいう。

⑫ふてくされる
不平・不満から、なげやり・反抗的な態度を取ること。

⑬たておやま
歌舞伎を演じる際、一座の女形俳優の中で、一番のスター。

⑭たいとう
春の情景など、平穏でのんびりとしている様子。「春風駘蕩」。

⑮ぼうよう
広々として限りなく、目当てのつかないさま。

⑯りんう
何日も降り続く雨。「霖（＝3日以上続く）雨」の意から。

漢字の読みを答えてください。

① 足掻く
② 韜る
③ 郭公
※ひらがな４文字
④ 跨下
⑤ 齒牙
⑥ 天蓋
⑦ 徽章
⑧ 矩形
⑨ 朴念仁
⑩ 緯然
⑪ 頽廃
⑫ 顱顬
⑬ 蒐集
⑭ 瀑布
⑮ 舳艫
⑯ 杞憂

① あがく
悪い状態から抜け出そうとして、必死になって努力する様子。

② かじる
かたいものの一部分を、少しずつ歯で噛《か》むこと。

③ かっこう
カッコウ科カッコウ目の鳥。「カッコー」の鳴き声から名がついた。

④ こか
またの下。またぐら。

⑤ しが
言葉、口先。「歯牙にもかけない（意に介さない）」。

⑥ てんがい
仏像の頭上にかざす傘のこと。また、ベッドの上につけるおおい。

⑦ きしょう
帽子や衣服につける、身分、職業、資格、所属を表す印。

⑧ くけい
長方形のこと。「さしがた」とも読む。「矩」は直角という意味。

⑨ ぼくねんじん
無口で物わかりの悪い人。頑固で物の道理のわからない人。

⑩ しゃくぜん
ゆったりして余裕のある様子。のんびり。

⑪ たいはい
道徳的な気風が廃れて、健全な精神を失うこと。

⑫ こべん
振り返ってみること。「こめん」とも。

⑬ しゅうしゅう
趣味や研究のためいろいろと寄せ集めること。また、集めたもの。

⑭ ばくふ
高所から白い布を垂らしたように、真下へ流れる水の様子。滝。

⑮ じくろ
舳先《へさき》と艫《とも》。船首と船尾のこと。

⑯ きゆう
心配しなくていいことを、あれこれ心配すること。

漢字の読みを答えてください。

① 欠伸
② 如何様
③ 昼行灯
④ 後胤
⑤ 慧眼
⑥ 悉皆
⑦ 勢子
⑧ 設える
⑨ 外苑
⑩ 犇犇
⑪ 兀兀
⑫ 呻吟
⑬ 馥郁
⑭ 婀娜
⑮ 梵鐘
⑯ 啖呵

① あくび
疲れた時や眠い時に、無意識に口を大きく開けて息を吸うこと。

② いかさま
本物のように見せること。いんちき。いかにも。どのよう。

③ ひるあんどん
昼間に灯る行灯のようにぼんやりとした人。役に立たない人。

④ こういん
子孫。末裔《まつえい》。跡継ぎのこと。

⑤ けいがん
物事の真偽や本質を見極める洞察力。眼力。

⑥ しっかい
すべて。余すことなく。ことごとく。まるで。まったく。

⑦ せこ
狩りをする際に、鳥獣を追い出したり、追い込んだりする役割の人。

⑧ しつらえる
ある物事に備えて、設備や部屋を美しく整えること。

⑨ がいえん
御所や皇居、神宮の外にある付属の広い庭。

⑩ ひしひし
身や心に強く迫ったり感じたりするさま。てきぱきと動くさま。

⑪ こつこつ
着実に物事を行う様子。地道に努力を続けるさま。

⑫ しんぎん
苦しみうめき声を上げること。創作に苦労すること。

⑬ ふくいく
良い香りがするさま。「馥郁たる香り」。

⑭ あだ
女性のしなやかで艶めかしいさま。また、洗練されて粋なさま。

⑮ ぼんしょう
時を知らせたり、多くの僧を集める際に用いる寺院の釣鐘。

⑯ たんか
歯切れが良く鋭い言葉。的屋が物を売る際に使う口上。

漢字の読みを答えてください。

①四阿

②誂える

③要塞

④甥姪

⑤厨子

⑥時偶

⑦珍紛漢

⑧壊疽

⑨輻射

⑩抒情詩

⑪耽美

⑫揶揄

⑬毫末

⑭屏居

⑮蹂躙

⑯鼎坐

①あずまや
壁がなく屋根と柱だけの小屋。庭園などに休憩所として設ける。

②あつらえる
依頼して自分の思いどおりに作らせる。注文して作らせること。

③ようさい
都市や港といった要地を守るため、軍事設備を置いた堅固な建物。

④せいてつ
自分の兄弟姉妹の子どものこと。おい、めい。3親等の傍系血族。

⑤ずし
二枚扉の開き戸がついた物入れ。元々は仏像や経典をしまった。

⑥ときたま
頻度が低いさま。ときどき。「時偶やって来る」。

⑦ちんぷんかん
言葉や話がまったく通じず、さっぱりわけのわからないこと。

⑧えそ
壊死した体組織が腐敗して、見た目も著しく変わったもの。

⑨ふくしゃ
中心の一点から周囲に向かって射出すること。放射すること。

⑩じょじょうし
主観的な感動を述べた詩。叙事詩、劇詩と並ぶ三大詩の一つ。

⑪たんび
美に最上の価値を認め、その世界に心を傾け陶酔すること。

⑫やゆ
からかうこと。なぶること。「日本代表を揶揄する記事」。

⑬ごうまつ
ごくわずかなこと。否定の語を伴って使う。「毫末の誤りもない」。

⑭へいきょ
世の中から退いて、家にこもること。隠居。

⑮じゅうりん
ふみにじること。暴力的に他を侵害すること。「人権蹂躙」。

⑯ていざ
3人が向かい合って座ること。「鼎坐して話し合う」。

漢字の読みを答えてください。

① 馘首

② 恍惚

③ 未曽有

④ 空隙

⑤ 戦慄く

⑥ 抓る

⑦ 海鼠腸

⑧ 搦める

⑨ 咆哮

⑩ 英邁

⑪ 彷彿

⑫ 筮竹

⑬ 寵辱

⑭ 弛緩

⑮ 花瞼

⑯ 寸毫

① **かくしゅ**
首を切ること。転じて、雇い主が使用人をやめさせること。

② **こうこつ**
心を奪われて、うっとりする様子。意識がはっきりしないさま。

③ **みぞう**
梵語《ぼんご》の「いまだかつてあらず」。今まで一度もなかったこと。

④ **くうげき**
物と物の間のすき間。間隙。「心の空隙を埋める」。

⑤ **わななく**
恐怖、緊張、寒さなどのために体が震えること。声や楽器にもいう。

⑥ **つねる**
爪や指先で、皮膚を少しだけつまんで、ひねること。

⑦ **このわた**
ナマコの内臓の塩辛。うに、からすみと並ぶ日本三大珍味の一つ。

⑧ **からめる**
細長いものや、粘り気のあるものを周りにつけること。

⑨ **ほうこう**
猛獣などが吠えたけること。またはその声。「獅子の咆哮」。

⑩ **えいまい**
特別に才知が優れていること。英明。「英邁な君主」。

⑪ **ほうふつ**
よく似ていること。また、はっきりと脳裏に浮かぶこと。

⑫ **ぜいちく**
占いに使う、50本の細い竹の棒のこと。「めどぎ」ともいう。

⑬ **ちょうじょく**
寵愛されることと恥辱を受けること。繁栄と零落のこと。栄辱。

⑭ **しかん**
ゆるむこと。たるむこと。「ちかん」とも。「筋肉の緊張と弛緩」。

⑮ **かけん**
花のように美しい、美人のまぶたのこと。

⑯ **すんごう**
ごくわずかなこと。ほんの少し。「毫」は細い毛のこと。

漢字の読みを答えてください。

① 堰堤

② 屑屑

③ 有卦

④ 敏捷

⑤ 齎す

⑥ 御哭

⑦ 居丈高

⑧ 正閏

⑨ 燦燦

⑩ 鶍

⑪ 蟄居

⑫ 癇癪

⑬ 糺明

⑭ 眇眇

⑮ 夭逝

⑯ 花卉

① えんてい
川の流れや土砂などをせきとめるための堤防。小規模のダム。

② せつせつ
こせこせと小さいことにこだわるさま。せわしく働くさま。

③ うけ
陰陽道《おんみょうどう》で、干支による運勢が吉運の年回りのこと。

④ びんしょう
動作がすばやいこと。また、理解や判断が早いことにもいう。

⑤ もたらす
持ってくる。持っていく。また、好ましくない状態を生じさせる。

⑥ みね
葬儀のとき、弔意を表して、声をあげて泣くこと。

⑦ いたけだか
人を威圧するような態度をとるさま。「居丈高に命令する」。

⑧ せいじゅん
平年と閏年《うるうどし》。また、正統とそうでない系統のこと。

⑨ さんさん
太陽などの光が明るく輝くさま。鮮やかで美しいさま。「愛燦燦」。

⑩ ひわ
スズメ目アトリ科に属する鳥たちの総称。ひわ色は、黄緑色をさす。

⑪ ちっきょ
家の中に引きこもること。江戸時代、武士に科した刑罰の一つ。

⑫ かんしゃく
ちょっとのことですぐ怒る性質。怒りっぽいこと。

⑬ きゅうめい
罪や不正を問いただし、真相を明らかにすること。

⑭ びょうびょう
小さくて取るに足りないさま。また、果てしのないさまにもいう。

⑮ ようせい
若くして死ぬこと。夭折。「夭逝した画家の展覧会」。

⑯ かき
観賞用の美しい花をつける植物の総称。「花卉農家」。

漢字の読みを答えてください。

① 馬大頭

② 悪怯れる

③ 薊

④ 金剛石
※カタカナ6文字

⑤ 絆される

⑥ 蔓

⑦ 袂別

⑧ 焉んぞ

⑨ 封緘

⑩ 嬰児
※ひらがな3文字

⑪ 瀉下

⑫ 血腥い

⑬ 恐懼

⑭ 知悉

⑮ 詮術

⑯ 海鷂魚

① **おにやんま**
オニヤンマ科のトンボ。体長は約10センチの日本最大種。

② **わるびれる**
気後れして自信のなさそうな振る舞いをすること。

③ **あざみ**
キク科アザミ属の多年草。葉や苞《ほう》にはトゲが多い。

④ **ダイヤモンド**
天然資源で最も硬い鉱物。宝石や工具に用いる。4月の誕生石。

⑤ **ほだされる**
情に引かれて、気持ちや行動などが束縛される。「情に絆される」。

⑥ **いらか**
瓦で葺《ふ》いた屋根。または、屋根の頂上。「甍を争う」。

⑦ **べいべつ**
長い間一緒にいた人と別れること。関係を絶つ。袂《たもと》を分かつ。

⑧ **いずくんぞ**
なぜ。どうして……であるか。「燕雀《えんじゃく》焉《いずく》んぞ鴻鵠《こうこく》の志《こころざし》を知《し》らんや」。

⑨ **ふうかん**
手紙などを送る際に、封をすること。同義語は「封入」。

⑩ **えいじ**
生まれて間もない子ども。赤子。「みどりご」とも読む。

⑪ **しゃか**
水などを流し下す。腹を下す。瀉下薬は下剤、便秘薬の別称。

⑫ **ちなまぐさい**
血のにおいが漂っているさま。流血を目にするようなむごいさま。

⑬ **きょうく**
かしこまる。おそれ慎む。書簡の終わりに記し敬意を表す。

⑭ **ちしつ**
ある物事について、豊富に知識を持っていること。

⑮ **せんすべ**
ある物事をするための方法や対策。なすすべ。「為ん術」とも書く。

⑯ **えい**
軟骨魚類エイ目の魚類。扁平な体が特徴で毒針をもつ種もいる。

漢字の読みを答えてください。

①椿象
②噱ける
③凌霄花
④黴
⑤田刀
⑥没義道
⑦痣
⑧擡げる
⑨剪裁
⑩衣紋
⑪一瞥
⑫幼気ない
⑬兌換
⑭牝牡
⑮藹藹
⑯野狐

① **かめむし**
カメムシ科の昆虫。刺激を受けると分泌液を出し悪臭を放つ。

② **けしかける**
相手を煽り立てて自分の思うように行動させること。

③ **のうぜんかずら**
ノウゼンカズラ科の蔓《つる》性落葉木本。夏、橙《だいだい》色の大きな花が咲く。

④ **かび**
有機物に生える菌類、または菌糸の集まり。キノコにならない。

⑤ **たと（でんと）**
平安時代、荘園の田畑を耕し、年貢を納めた農民のこと。たとう。

⑥ **もぎどう**
人の道にはずれて、むごいこと。非道で、不人情なさま。

⑦ **あざ**
皮膚や皮下組織に充血などによってできる、赤や紫色の変色部分。

⑧ **もたげる**
持ち上げること。起こすこと。「鎌首《かまくび》を擡げる」。

⑨ **せんさい**
布や紙などを裁ち切ること。また、文章に手を入れること。

⑩ **えもん**
装束の着付けや着こなしのこと。着方。また、衣服や身なり。

⑪ **いちべつ**
ひと目だけ、ちらっと見ること。「一瞥を投げる」。

⑫ **いたいけない**
子どもなどが痛々しく、いじらしい様子。幼くて可愛いさま。

⑬ **だかん**
銀行券や政府の紙幣を、金貨などの正貨と引き換えること。

⑭ **ひんぼ**
動物の、メスとオスのこと。雌雄。

⑮ **あいあい**
草木が盛んに茂るさま。また、なごやかなさま。「和気藹藹」。

⑯ **やこ**
山や野にすむ、キツネのこと。野生のキツネ。

●参考文献
『広辞苑 第七版』岩波書店／『大辞林 第三版』三省堂／『新明解四字熟語辞典 第二版』三省堂／『漢検 四字熟語辞典 第二版』日本漢字能力検定協会／『新明解故事ことわざ辞典 第二版』三省堂／『岩波 ことわざ辞典』岩波書店／『日本語源大辞典』小学館

編著　朝日脳活ブックス編集部

【スタッフ】
編集協力　楠本和子（オフィス303）
カバーデザイン　VACクリエイティブ
本文デザイン　オフィス303
イラスト　江口修平
校正　若井田恵利

朝日脳活《あさひのうかつ》ブックス
思《おも》いだしトレーニング　漢字《かんじ》　熟語《じゅくご》・ことわざ　特選《とくせん》

発行者　橋田真琴
発行所　朝日新聞出版
〒104-8011　東京都中央区築地5-3-2
（お問い合わせ）infojitsuyo@asahi.com
印刷所　中央精版印刷株式会社

Published in Japan by Asahi Shimbun Publications Inc.
ISBN978-4-02-333241-6

定価はカバーに表示してあります。
落丁・乱丁の場合は弊社業務部（電話03-5540-7800）へご連絡ください。
送料弊社負担にてお取り替えいたします。